HYGIÈNE ET PHYSIOLOGIE
DE L'AMOUR

HYGIÈNE ET PHYSIOLOGIE
DE L'AMOUR
CHEZ LES DEUX SEXES
APHRODISIE ET ANAPHRODISIE
LES DEUX PÔLES DE L'AMOUR

CONSEILS UTILES

HERMAPHRODISME ET HERMAPHRODITES
DANS L'ESPÈCE HUMAINE
FAITS CURIEUX
ERREURS GRAVES A LEUR SUJET

PAR A. DEBAY

QUATRIÈME ÉDITION

PARIS
E. DENTU, ÉDITEUR
LIBRAIRE DE LA SOCIÉTÉ DES GENS DE LETTRES
PALAIS-ROYAL, 13, 17, 19, GALERIE D'ORLÉANS

1886

PHYSIOLOGIE

DE

L'AMOUR PHYSIQUE

CHEZ LES DEUX SEXES

APHRODISIE & ANAPHRODISIE

L'étymologiegrecque de ces deux mots, est :

Aphrodite, Déesse de la beauté ; la **Vénus** des Romains.

L'Aphrodisie, indique un penchant amoureux.

L'Anaphrodisie, est l'absence de ce penchant.

Aphrodisique, *Anaphrodisique* ou *Anaphrodite* sont les termes qualificatifs des tempéraments ; ainsi cette phrase : *il* ou *elle* est d'un tempérament aphrodisique ou anaphrodisique, veut dire d'un tempérament amoureux ou indifférent.

Aphrodisiaques signifient excitants génitaux ; ce mot comprend toutes les substances, les drogues simples ou composées, tous les agents physiques et moraux auxquels on attribue, à tort ou à raison, la vertu d'exciter à l'amour.

Les *Anaphrodisiaques* sont les contraires des premiers, c'est-à-dire tous les agents propres à calmer ou abattre les ardeurs vénériennes.

Le culte d'Aphrodite se retrouve, sous différents noms, chez tous les peuples de l'antiquité; le nombre prodigieux des temples érigés en l'honneur de cette Déesse, témoigne hautement de sa toute-puissance et des hommages assidus qu'on lui rendait. Nous en avons donné l'intéressante description dans l'ouvrage intitulé : La Vénus féconde, nous y renvoyons les lecteurs qui désirent s'initier aux mystères de la *Reproduction humaine*

CHAPITRE PREMIER

L'AMOUR

Cette question a été traitée plus ou moins sérieusement, par une foule d'écrivains de tous les âges; y revenir encore aujourd'hui sera peut-être fastidieux ; nous en demandons pardon au lecteur : le sujet de cet opuscule nous y oblige.

L'Amour a été envisagé sous trois aspects différents, par trois sortes d'écrivains : les théologues ou philosophes, — les poètes ou artistes, — et les physiologistes ou naturalistes. D'où il ressort que les définitions, les descriptions de l'amour portent le cachet de l'esprit et la couleur de l'imagination de leurs auteurs.

I

Les théologues et philosophes de l'antiquité ont considéré l'amour dans son acception la plus générale, comme la force primordiale qui débrouilla le *chaos*, donna la vie et l'harmonie à l'univers. L'unité absolue se résume dans l'amour ; Dieu étant l'unité absolue, il doit être l'amour absolu ou la puissance primordiale... L'amour, pensaient-ils, pris dans son essence, repose sur une idéalité. Or, l'idéal est l'origine de tout ; lorsqu'il touche à la matière, il devient phénomène matériel ; puis,au bout d'un certain temps, ce phénomène remonte à sa source : — *l'idéalité.*

D'autres philosophes, moins égarés dans l'idéal et partant plus compréhensibles, traitèrent, à leur tour, la question et la formulèrent ainsi :

Emanation de la divinité, l'amour circule partout avec la vie, non-seulement sur notre planète, mais encore dans les espaces célestes et dans les mondes qui composent l'univers.

La plus grande figure scientifique de l'antiquité grecque, Pythagore professait que l'amour était une des premières manifestations de la vie dans l'univers ; en effet, n'est-ce pas au flambeau de l'amour que s'allume la vie ?

La plupart des savants de ces lointaines époques pensaient, avec raison peut-être, que la divinité se révélait en nous par l'amour.

Cependant, quelques écrivains *mysogynes* (ennemis des femmes), *Euripide* entre autres, n'ont pas craint d'avancer que l'amour était le principe du mal ; ils ont été bafoués comme atteints d'atrabile. — D'autres, au contraire, ont admis que l'amour était le principe du bien, en raison de ce que la passion d'amour, bien dirigée, est la source des grandes et belles actions, des dévouements sublimes ! L'abus, seul, pervertit cette passion et la rend dangereuse.

Selon la mythologie grecque, **la beauté fit naître l'amour** ; c'est pour cette raison que les statues de l'Amour s'élevaient toujours à côté de celles de la beauté. Partout où l'on représentait Vénus et les Grâces, l'Amour se trouvait à leurs pieds, dans leurs bras ou sur leurs seins. — Les sculpteurs, peintres, et poètes ont toujours donné à l'Amour, la forme d'un enfant au sourire malin, armé d'un arc, d'un carquois et tenant en main une flèche acérée. Tantôt il voltige dans l'air et sur les eaux ; tantôt il se fait traîner sur un char par des colombes ou des tigres apprivoisés ; ou par des papillons, des cygnes, des lions qu'il a domptés ; toujours nu, il n'en est que plus redoutable. — Ses flèches sont plus rapides que l'éclair et atteignent toujours leur but.

— « Tremble, petit fripon, lui dit un jour le maître des Dieux ; pour te punir de tes nombreux méfaits, je vais te réduire en poudre. » — L'Amour lui dit en souriant : — « Maître, calme ta colère et laisse, pour l'instant, reposer ta foudre. Regarde *Léda*, au sein d'albâtre, se baignant dans l'Eurotas ; elle t'appelle... » Jupiter aussitôt, sous la forme d'un cygne, fendit l'onde et s'offrit aux caresses de *Léda*. — C'est ainsi que l'amour commande aux Dieux et aux mortels ; il désarme l'impétueux Mars, et, redoutable enfant, assis sur les épaules d'Hercule, il fait ployer le colosse.

II

Les poètes et grands artistes dé tous les âges ont apothéosé l'amour. Les poètes grecs nous ont laissé des modèles de poésies érotiques. Il suffit de citer Anacréon, Moschus, Bion, et l'immortelle SAPHO. Chez les Romains Ovide,

Tibulle et Catulle. Chez nous, Gentil-Bernard, Parny, Bertin et tant d'autres plus modernes ont illustré ce genre de poésie.

Pour le jeune poète, l'amour est aussi une émanation de la divinité, un rayon échappé aux cieux, qui pénètre le corps et l'âme, à la fois, et les fait tressaillir de bonheur. Ce que le poète amoureux éprouve est au-dessus des plaisirs sensuels ; son imagination s'exalte... un sens mystérieux semble lui révéler des voluptés qui n'ont rien de terrestre. Partageant les idées théogoniques des philosophes grecs, le poète voit l'amour en tout et partout ; c'est la puissance infinie, l'âme de l'univers. Pour lui, c'est l'amour qui ramène le printemps, afin de célébrer l'hymen de Flore ; la vie, un instant ralentie par l'hiver, reparaît alors dans sa force juvénile. Les émanations de l'amour ont tout fécondé : les fleurs revêtent leurs couleurs les plus éclatantes, exhalent leurs plus doux parfums. Les oiseaux bâtissent leurs nids et recommencent leurs chants d'amour. Tous les êtres, sans exception, depuis l'insecte microscopique, jusqu'aux géants de la création, les énormes cétacés ! tous subissent la loi de l'amour... O amour ! parfum du cœur, poésie de l'âme, tu es l'idole de la jeunesse, et le charme de ses plus beaux jours. Ainsi s'exprime le poète.

La philosophie moderne, sans refuser à l'amour les joies et le bonheur qu'il fait naître, le considère sous un autre aspect : elle admet deux sortes d'amours, l'un pur, idéal qu'on a qualifié d'*amour platonique* ; — l'autre *matériel* ou sensuel.

L'amour pur est généralement le partage de la première jeunesse ; plus tard, il se matérialise. — Le jeune homme qui aime pour la première fois, ne demande à la femme qui l'a captivé que son estime et son cœur ; aucun désir charnel ne se mêle encore à son amour. Il adore cette femme parce qu'elle réunit, à ses yeux, tous les attraits de la forme que rehausse la beauté morale ; parce qu'il est heureux de la voir sourire, de l'entendre lui dire qu'elle l'aime ; magique parole dont l'harmonie le plonge dans l'ivresse ; rien de grossier ne ternit la pureté de ce premier amour. — Beaucoup de jeunes gens l'ont éprouvé, au sortir de la puberté ; qu'ils se le rappellent... A mesure qu'ils avancent en âge, cet amour change de caractère ; les plaisirs moraux ne suffisent plus, on recherche les plaisirs des sens, les voluptés aphrodisiques. Trop souvent on en abuse.. l'imagination, embrasée par les désirs, commande et fait taire la raison. — Alors, pour ceux qui n'ont point su réfréner leur passion, commence la phase orageuse de la vie... les désillusions se succèdent, les plaisirs sont remplacés par des chagrins, des regrets amers; quelquefois par le désespoir, plus rarement par le suicide.

L'amour qui repose uniquement sur la beauté du corps et la jouissance physique, ne remplit que peu de jours dans la vie ; car, les attraits de la beauté sont périssables ; les jouissances qui s'y rattachent finissent par s'user ; la satiété arrive et avec elle l'indifférence. — Le contraire a lieu pour l'amour qui repose sur les charmes du corps et de l'esprit à la fois ; cet amour est le seul durable, parce qu'à ses feux ralentis, succèdent une estime réciproque, l'habitude et le plaisir de vivre ensemble ; parce que l'esprit est une source intarissable de plaisirs délicats, de douces émotions, de soins, d'attentions et d'égards mutuels.

Selon le tempérament de l'individu, selon la classe à laquelle il appartient et la direction donnée à ses penchants, l'amour développe les sentiments nobles, élève l'âme, stimule la bienveillance et impose le devoir d'être utile à ses semblables ; tandis que l'anaphrodisie ou absence complète d'amour, étouffe les facultés affectives et conduit fatalement à l'égoïsme.

L'amour est un stimulant énergique des hautes études intellectuelles ; il double les ressources de l'esprit; il produit des hommes de talent dans les sciences, les arts, et favorise l'essor du génie ; il est souvent le mobile d'actions héroïques, de sacrifices, de dévouements sublimes !... comme aussi, en troublant la raison, en lâchant le frein aux mauvaises passions : la jalousie, la colère, la haine et la vengeance, il pousse l'homme dans la voie du crime et le rend dangereux pour la société. C'est là un des côtés noirs de l'amour ; un autre côté, qui revêt aussi de sombres couleurs, existe dans le fait suivant:

Pour le plus grand nombre des jeunes gens des villes, la jouissance vénérienne joue le rôle principal dans la passion d'amour. La beauté, les grâces, la modestie, la pudeur, ces éminentes qualités du sexe féminin qui devraient commander le respect aux plus *roués,* loin de comprimer les désirs de l'amoureux vulgaire, ne font que les irriter et, pour arriver à son but, il multiplie les caresses, les doux serments ; prières, supplications, simulacre de désespoir, rien n'est oublié ; elle est sa déesse, il l'adorera jusqu'à son dernier soupir... La pauvre ignorante se laisse prendre à ces séduisants mensonges... Le but atteint, l'effervescence amoureuse du séducteur se calme peu à peu ; il est toujours aimable, toujours assidu à faire sa cour, en échange des plaisirs qu'on lui donne, mais ce n'est plus l'enthousiasme du premier jour.

Si, pendant la première phase de l'amour, l'union légale est contractée, et c'est loyauté de la part du jeune homme, le registre de l'état civil compte un mariage de plus ; l'épouse est fêtée, honorée ; la vie de mère de famille va commencer pour elle ; sinon, elle est reléguée dans la triste catégorie des *maîtresses*... et l'on sait combien cette position est précaire et mal vue dans notre société. —Malheureuse jeune fille ! elle a donné ce qu'elle avait de plus précieux, sa virginité, son honneur... indignement trompée par un perfide, c'est elle qui portera la peine dont la justice aurait dû frapper le séducteur. — Cet état de choses a donné lieu au proverbe : — « L'amour, pour beaucoup d'hommes, est un commerce de ruses qui finit souvent par la banqueroute... et, contre toute logique, c'est sur la victime que rejaillit le déshonneur... » Tel est, chez nous, peuple civilisé, l'usage absurde qui fait loi.

C'est ainsi, qu'à son point de vue, raisonne le philosophe d'aujourd'hui, sur la question d'amour.

III

Le physiologiste, éclairé par ses études anatomiques et physiologiques, après avoir soumis à l'analyse expérimentale le corps humain et les merveilleuses fonctions de ses organes, définit l'amour : — L'attraction irrésistible d'un sexe vers l'autre par une force inconnue qu'on a nommée *sympathie.*

Chez la brute, l'amour n'est que l'instinct de propagation inhérent à son organisation. — Chez l'homme, cet instinct s'élève à la hauteur du sentiment ; c'est pourquoi le premier amour semble dégagé de toute attache matérielle ; mais,cette phase de l'amour idéal n'est que momentanée. L'*amour platonique* n'existe que pendant la première jeunesse, comme nous l'avons dit plus haut ; — ou bien lorsque des vices d'organisation, un arrêt de développement des organes copulateurs, s'opposent à la réunion des sexes. D'ailleurs, cet amour, s'il existait en réalité, serait un cas exceptionnel, une anomalie en opposition au but de la nature qui est la propagation de l'espèce.

Dans notre organisation corporelle, le physique sert d'instrument au moral, c'est-à-dire que l'organe correspondant à l'organe sensuel pousse fatalement l'individu à matérialiser cette passion, de sorte que, dans la marche progressive de la nature, l'amour, d'abord sentimental, se trouve peu à peu remplacé par l'instinct de propagation qui se rattache toujours à l'appétit vénérien. La cause naturelle de ce changement, chez l'homme, est l'accumulation du fluide prolifique dans ses réservoirs, qui excite l'organisme et le sollicite à s'en débarrasser. C'est physiologiquement le trop plein de la vie qui tend à déborder en formations nouvelles. Donc, la distinction de l'amour en physique et en moral, ou en amour *platonique* et amour *sensuel*, est illusoire, du moins à l'égard du sexe mâle.

IV

Résumons ce qui se passe progressivement dans l'organisation physique d'un homme de vingt à trente ans.

Pendant la période virile de l'existence où l'instinct de propagation est impérieux, vivace, le jeune homme le plus timide, le plus respectueux que la puissance attractive a poussé vers une jeune femme, et dont le cœur a été subitement embrasé ; ce jeune homme qui voit, admire chaque jour dans celle qu'il adore, toutes les beautés du corps et de l'esprit, qui brûle pour elle d'un feu plus ou moins pur, ne pourra rester longtemps plongé dans l'extase de l'admiration, sans que l'instinct propagateur n'allume en son cerveau le désir de la posséder.

Après un temps, en général assez court, de ses chastes adorations, si l'objet aimé laisse tomber un timide regard, une tendre parole, sur cet amoureux, aussi constant que délicat ; celui-ci, transporté de bonheur, se jette à ses pieds... les feux ardents qui incendient son cœur sortent de sa bouche en expressions brûlantes ; il lève sur elle des yeux humides et suppliants ; lui prend la main, la porte convulsivement à ses lèvres... il est fou d'amour...

Fascinée par ces regards et ce contact magnétique, la jeune femme reste muette, immobile... son amant a pris ce silence pour un aveu... Sa raison s'égare... la passion le pousse, le rend téméraire... leurs lèvres se touchent... la jeune femme s'efforce vainement de se dégager des bras qui l'étreignent... et... tous deux succombent sous la puissance irrésistible de l'instinct naturel.

C'est toujours ainsi que finissent les *amours platoniques*, (hormis les cas d'impuissance physique). — L'amour moral et l'amour physique se confondent en un seul amour: — **L'amour procréateur**; — car, l'amour est vil, brutal sans l'union du moral au physique; mais, sans le physique, l'amour ne serait qu'un rêve.

Le physiologiste termine par ces considérations phrénologiques :

L'instinct de propagation est un des grands mobiles des sociétés humaines; le besoin de satisfaire cet instinct se résout dans le mariage. — Si l'amour est ardent de part et d'autre ; si le mariage ne peut ou tarde trop à se légitimer, les deux sexes sont poussés à enfreindre la loi civile, et cette infraction produit le concubinage ainsi que les tristesses qu'il entraîne à sa suite. — L'amour est une passion impérieuse, tyrannique pour la jeunesse ; s'il n'est pas dirigé par des sentiments supérieurs, il devient une passion brutale. — Chez l'homme dont le cervelet a pris un développement excessif, l'amour touche à la bestialité, et s'il s'associe à la ruse, il produit de dangereux séducteurs. — Lorsque l'amour naît dans un cerveau dominé par l'imagination, par le merveilleux et les idées mystiques dont on a imbu la jeunesse, il entraîne l'individu sur la route des chimères et le conduit à l'ascétisme, ce qui arrive à une classe de vieux libertins et de femmes galantes, d'où ce proverbe : Le *diable* devenu vieux se fait *ermite ;* — la *courtisane* ridée se fait *dévote.*

Les observations phrénologiques ont constaté que l'amour se compose de plusieurs mouvements passionnels ayant leur point de départ au cerveau : — le désir et l'espoir de posséder l'objet aimé ; — le plaisir attaché à cette possession ; — la crainte de l'inconstance, la jalousie, quelquefois la vengeance, etc... Ces divers mouvements produisent des effets propres à chacun d'eux.

L'amour réciproque, non contrarié, peut s'appeler *l'amour heureux ;* il est salutaire à la santé, en raison de ce qu'il répartit les forces vitales sur l'organisme entier ; qu'il détermine une expansion générale de bien-être et de bonheur généralement éprouvée des vrais amants. Cet amour embellit le printemps de la vie ; mais, plus il est ardent, plus on doit craindre sa fin prochaine. On le compare vulgairement à un incendie qui dévore sa proie et ne laisse bientôt que des cendres...

L'amour *malheureux*, je veux dire l'amour repoussé ou troublé par un de ces accidents, qui laissent au cœur une plaie incurable, produit sur le physique et le moral les pernicieux effets des passions tristes ; — les chagrins, le désespoir qui minent la constitution la plus robuste et qui tarissent peu à peu les sources de la vie. Cette passion funeste sévit particulièrement sur le sexe féminin.

Telles sont les pensées du physiologiste-phrénologue sur l'amour. — Lequel des trois penseurs, poète, philosophe et physiologiste a raison ? Le lecteur jugera.

V

ALLÉGORIE SUR L'AMOUR

Attribuée à Platon

On nous saura gré, peut-être, d'ajouter ici un fragment de Platon, disciple de Socrate, sur cette question.

D'après ce philosophe, l'amour est le lien mystérieux qui unit les âmes dans une existence indivise ; voici le fait qu'il avance à l'appui de son idée :

L'être humain primordial était *androgyne* (homme et femme), c'est-à-dire réunissant les deux sexes sur le même individu. Cette race d'androgynes ayant pullulé, eut l'audace d'escalader le ciel... Jupiter irrité, sépara leurs corps en deux moitiés. Depuis cette époque chaque moitié aspire à se réunir à l'autre moitié.

Voilà pourquoi l'amour est si naturel aux hommes : l'amour les ramène à leur nature primitive et, de deux êtres n'en faisant qu'un, rétablit la nature humaine dans sa première perfection. Arrive-t-il à l'individu séparé, de rencontrer sa moitié, aussitôt une vive sympathie, autrement dit l'amour, s'empare des deux individus qui se réunissent et ne veulent plus se séparer... Lorsqu'ils sont dans les bras l'un de l'autre, si Vulcain leur apparaissait, avec les instruments de son art, et leur disait : Que voulez-vous ? N'est-ce pas d'être tellement unis l'un à l'autre, que vous ne fassiez plus qu'un seul et même corps ? Si c'est cela que vous désirez, je vais vous fondre dans mon creuset et vous mêler de telle façon, que vous ne serez plus deux personnes, mais une seule. Vous vivrez sur la terre d'une vie unique. — Après votre mort, au séjour des ombres, vous ne serez pas deux, mais un seul.

Si Vulcain tenait ce langage, nous sommes convaincu que ces deux individus, irrésistiblement attirés l'un vers l'autre, accepteraient aussiôt, parce que leur unique et plus cher désir est la fusion parfaite de leurs deux individualités en une seule.

La cause de ce sentiment existe dans notre nature primitive qui était un tout parfait, une unité. Le désir et la poursuite de cette unité s'appelle AMOUR.

L'AMOUR SOUS UNE AUTRE FACE

A l'ingénieuse allégorie de l'ancien philosophe grec, nous opposerons les singulières idées d'un Aristophane moderne sur cette passion.

L'amour est une folle passion pour les uns et un hochet pour les autres. — Malheureux sont les premiers, en raison des tourments et des angoisses qu'ils éprouvent. — Bien heureux sont les seconds, parce qu'ils n'attachent aucune importance aux nombreuses déceptions qui affligent et torturent les premiers. — L'amour qui paraît être l'union de deux corps, n'est qu'une série de petites guerres, dont les trèves sont encore de petits combats. — La femme fuit du corps et rappelle de l'œil. — L'homme plus ardent, poursuit la femme qui, généralement, ralentit le pas et, lorsque celui-ci a atteint l'objet de ses désirs, les deux corps s'unissent, comme s'ils n'en formaient qu'un.

..... Vous croyez peut-être que cette union est inséparable? — il n'en est rien... ils se quittent... mais l'ordre de l'attaque est changé: c'est la femme qui poursuit; le vainqueur a pris la fuite... Ne vous en inquiétez pas; s'il y a pris goût il reviendra.

Cela veut dire que dans l'ordre naturel des choses, l'homme et la femme ne font qu'un tout, dont les deux moitiés se séparent et se réunissent alternativement.

ÉPILOGUE DU CHAPITRE PREMIER

SYMBOLE DES AMOURS[1]

Je crois au Dieu qui fait aimer;
Je crois à sa toute-puissance.
Je consens à le proclamer
Principe de toute existence;
Vainqueur du ténébreux chaos
Où dormait jadis la nature;
Réparateur de tous les maux
Dont on souffre ici-bas l'injure.
Je crois à la belle Vénus,
A sa merveilleuse ceinture,
A la victoire toujours sûre
De ses charmes voilés ou nus.

Je crois à l'enfer des parjures,
Au purgatoire des jaloux,
Au paradis des âmes pures.
Je crois au bonheur des époux;
Je crois aux loyales tendresses,
A l'importance des faveurs,
Au doux langage des caresses,
Au langage plus doux des cœurs.

[1] Extrait des *Fêtes et courtisanes de la Grèce.*

CHAPITRE II

LA FEMME

Que de bien et de mal, que d'éloges outrés et de critiques amères n'a-t-on pas débités au compte de la femme ! Parmi les auteurs anciens et modernes qui ont traité cette question, les uns ont brûlé l'encens à ses pieds; — les autres ont jeté leur venin sur elle ; ceux-ci ont écrit des diatribes, parfois grossières : — ceux-là des panégyriques exagérés... Cette discordance d'opinions prouve qu'il y a eu de tous temps des *philogynes* (amis des femmes) et des *misogynes* (ennemis des femmes).

Parce qu'un homme aura été éconduit par une femme qu'il obsédait de ses poursuites, de ses importunités ; ou qu'il aura été conjoint à une méchante femme, s'ensuit-il que toutes les femmes soient mauvaises?... Est-il logique de déverser sa bile sur le sexe entier?... Ah! si les hommes jugeaient avec moins de partialité ; s'ils voulaient bien scruter leur conduite, ils se convaincraient, sans peine, et seraient forcés d'avouer que c'est, le plus souvent, de leur côté que naissent les torts. Quoi qu'il en soit du bien et du mal, débité au compte de la femme, cette pensée de Voltaire n'en restera pas moins une éternelle vérité :

> Le ciel a fait les femmes
> Pour adoucir nos chagrins, nos humeurs,
> Pour nous calmer et nous rendre meilleurs.

La femme a été et sera toujours la compagne obligée de l'homme qui ne pourra se passer d'elle. Ainsi l'a voulu la puissance créatrice.

Cette opinion en faveur du sexe féminin, n'est point celle de quelques-uns; c'est une opinion générale. — Les historiens, des âges les plus reculés jusqu'à ceux de nos jours, confirment la puissance de la femme sur l'homme, par les charmes de l'esprit et les attraits du corps. Ils nous dépeignent Hercule amoureux laissant tomber sa massue pour prendre une quenouille et filer aux pieds d'*Omphale*, reine de Lydie. — Psamméticus, roi d'Égypte, séduit par la beauté de *Rhodope*, l'épouse et fait ériger une pyramide en son honneur. — Alexandre le Grand, vainqueur des peuples de l'ancien monde, est à son tour vaincu par la courtisane *Thaïs*. — Périclès subit la loi de l'aimable et intelligente *Aspasie*. — Démétrius, surnommé le preneur de villes, éleva un temple à *Lamia*, la plus belle des grecques, avec cette inscription gravée sur le fronton : à **Vénus-Lamia**. — Démosthène ne fut pas à l'abri des blessures de l'amour, ainsi que nous l'apprend une épigramme échappée au naufrage des temps : — « Ce que le grave Démosthène a médité pendant une année, dit cette épigramme, une femme (*Laïs*) le détruit en un jour[1]. »

L'histoire ancienne fourmille de faits semblables qui attestent l'immense pouvoir de la femme, par l'esprit, les grâces et la beauté. — Chez les nations modernes cette puissance est toujours la même, seulement les mœurs ont changé ; on n'élève plus de temple à la beauté féminine, mais, son culte est toujours resté dans nos cœurs, aussi ardent et plus épuré qu'autrefois, parce que notre civilisation, supérieure à l'ancienne, a développé, chez la femme, des qualités nouvelles et mieux appréciées, qui ajoutent à sa puissance et à sa gloire.

[1] Lisez la biographie anecdotique de cette célèbre courtisane, qui est la peinture fidèle des mœurs galantes de l'antiquité. (*Laïs de Corinthe*, ouvrage du même auteur.)

SECTION I

CONSTITUTION PHYSIQUE DE LA FEMME

La constitution physique de la femme influe nécessairement sur son moral et indique sa destination, son rôle dans la société. — Ses muscles sont moins prononcés que ceux de l'homme; son tissu cellulaire plus abondant, ses formes plus gracieuses. — Sa colonne vertébrale mesure plus de longueur que celle de l'homme, en raison des inflexions très-prononcées à la cambrure de la taille et à la région postérieure. — Les traits de son visage sont moins accentués que ceux de l'homme, ses regards plus doux; — la bouche moins grande, le menton plus délicatement modelé; l'ovale encadrant le visage mieux dessiné; — et, sur sa riche poitrine, lorsqu'un corset meurtrier ne les a point déformés, s'arrondissent deux charmants organes, chef-d'œuvre de la nature.

Le corps de la femme est beaucoup plus souple que celui de l'homme, son système nerveux est plus impressionnable; son appareil génital offre une plus grande étendue que l'appareil

masculin. — La circulation du sang et sa formation sont plus rapides ; le **flux menstruel**, se renouvelant chaque mois, est d'une nécessité absolue pour la débarrasser d'un excédant de sang, qui ne trouve son emploi que pendant la grossesse et l'allaitement.

La femme a commencé la fonction génératrice par la *ponte* des *ovules* [1], avant la *fécondation;* elle la continue et la complète dans la *sémination*, l'*incubation*, la *parturition* et l'*allaitement*. La génération est donc la fonction prédominante qui, durant la période de fécondité, absorbe, en partie, les autres fonctions; elle est si profondément enracinée dans son organisme, qu'elle détermine la première direction des penchants de la femme.

Son aptitude à engendrer devance celle de l'homme ; — sa puberté s'accompagne plus souvent d'orages et produit une révolution plus sensible dans sa constitution. — Le célibat est plus nuisible à la femme qu'à l'homme ; il occasionne assez fréquemment diverses maladies nerveuses, l'hystérie, l'aménorrhée, la leucorrhée, ou

[1] Parmi les gens du monde, beaucoup ignorent que toute existence animale provient d'un œuf. Or, la femme nubile est soumise à cette loi de la nature. — Chaque mois elle produit un ovule, dont la chute dans l'utérus donne lieu au flux menstruel. Sans ovule point de fécondation. Voyez pour les détails de ce curieux phénomène : — LA VÉNUS FÉCONDE.

fleurs blanches, etc., quelquefois le squirrhe, le cancer de la matrice et une mort prématurée. C'est pourquoi il y a moins de santé dans les couvents de femmes que dans ceux des hommes.

La fécondation et la grossesse fortifient la femme et la prémunissent contre beaucoup de maladies. Les mères d'une nombreuse famille sont, en général, mieux portantes que les femmes célibataires ou stériles.

Dans le mystérieux travail de la génération, la femme prend la plus grande part: c'est elle qui produit l'œuf humain, de sa propre substance, qui le nourrit de son sang pendant la vie utérine, et qui devrait le nourrir encore après sa naissance, puisque le lait gonfle ses seins et qu'il n'est pas naturel d'en hâter la résorption. En s'acquittant de ce devoir, sacré pour les bonnes mères, elle éviterait une foule d'indispositions, de maladies et consoliderait sa santé. Dans notre *Hygiène du mariage* on trouvera des instructions très-utiles sur cet important sujet.

On conçoit, par ce qui précède, que le système utérin joue un rôle très-étendu dans la vie de la femme : — le cerveau, le cœur, l'estomac et presque tous les viscères sont sous sa dépendance; une maladie de l'utérus, un trouble dans les fonctions de cet organe, retentissent sur l'économie entière ; le physique et le moral s'en ressentent. C'est en considération de cette irritabilité générale, à certains jours du mois, et aux contrariétés morales de certaines heures, que les hommes devraient être plus tolérants, plus affectueux dans leurs rapports, et moins brusques envers leurs femmes ; ils s'en trouveraient bien de toutes manières.

Ces conseils s'adressent particulièrement à cette classe d'hommes dits *bons vivants*, ayant réputation d'être fort aimables en société ; toujours riants, toujours prêts à organiser une partie de plaisir ; mais, qui, rentrés sous le toit conjugal, changent complètement de caractère : le sourire s'est retiré de leurs lèvres ; ils sont indifférents avec leurs femmes, souvent maussades, difficiles dans leurs rapports et finissent par devenir insupportables. — Ces hommes-là n'ont aucune idée de l'organisation féminine ; aucune notion sur la susceptibilité nerveuse, sur l'instabilité des goûts de la femme, et se préparent, tôt ou tard, des déboires mérités.

Quoique cette courte digression ne se rattache nullement à notre sujet, nous l'avons écrite dans la pensée qu'elle pourrait ouvrir les yeux à quelques-uns de nos lecteurs, et leur être utile ainsi qu'à leurs femmes.

[1] Lire à ce sujet l'ouvrage du même auteur intitulé : *Les Nœuds indissolubles*, lecture très utile aux conjoints, (note de l'éditeur.)

SECTION II

CONSTITUTION MORALE

OU

ORGANISATION CÉRÉBRALE DE LA FEMME

La tête de la femme est plus petite que celle de l'homme, même à égalité de taille. Selon les phrénologistes, la partie antérieure du cerveau, siège du raisonnement, est moins développée chez celle-ci que chez celui-là ; en compensation, la partie postérieure du cerveau, siège de l'amour maternel ou *philogéniture*, offre, chez elle, un développement plus considérable. Cette conformation cérébrale rend la femme moins apte aux abstractions métaphysiques, aux généralités, en un mot, aux études qui exigent une attention soutenue ; mais, elle possède d'autres qualités, fort peu développées chez l'homme. Nous parlons en général, car on rencontre d'assez nombreuses exceptions.

Le savant auteur de l'*Histoire du genre humain* dit à ce sujet : « La femme reçoit plutôt des impressions qu'elle ne crée des idées ; — elle saisit plutôt les détails que les rapports éloignés des choses ; — elle sent plus le présent qu'elle ne compare le passé ; — elle prévoit souvent l'avenir ; — elle particularise ce que l'homme tend à généraliser ; — elle isole ce que l'homme réunit ; — l'homme embrasse d'un coup d'œil les masses ; — la femme aperçoit mieux les détails. »

Peu de femmes ont accompli ces grands travaux d'esprit, ces vastes entreprises qui exigent une volonté aussi forte que persévérante. L'extrême sensibilité de la femme ; la rapidité et le peu de durée de ses impressions, sont un obstacle à une profonde concentration d'esprit ; car, si ses impressions et sensations étaient aussi prolongées qu'elles sont vives et rapides, le cerveau ne résisterait pas longtemps à ces secousses multipliées, et tomberait bientôt dans l'épuisement. Nous voyons, tous les jours, telle circonstance, tel agent qui, chez l'homme, ne produit qu'une sensation légère, provoquer chez la femme, des sensations très-vives, quelquefois des convulsions !... D'où l'on peut conclure que la multiplicité de ses impressions et sensations, la mobilité de son caractère s'opposent, plus ou moins, à l'étude des sciences abstraites ; hormis les exceptions, car, les biographies anciennes et modernes, citent bon nombre de femmes savantes.

Les femmes exceptionnelles, douées d'une intelligence supérieure, qui réclament l'égalité des droits civils pour leur sexe, nous paraissent avoir le tort de mesurer, sur elles, la pluralité des femmes, ce qui est erroné. Partant de cette erreur pour tirer une conclusion générale, elles pèchent, en cela même, contre la faculté de généraliser. — S'il est avéré que les goûts, les penchants et surtout les *facultés réflectives et affectives*, dépendent de la conformation physique et de l'aptitude cérébrale, il doit nécessairement en résulter une différence marquée dans les dispositions naturelles des deux sexes: c'est évident. — Or, en admettant, ce qui est vrai, que la faculté de généraliser existe à un plus haut degré, chez quelques femmes privilégiées, que chez un grand nombre d'hommes, cela ne prouve nullement que les deux sexes sont égaux, puisque ce jugement est basé sur une exception.

Mais, si son organisation cérébrale porte rarement la femme à remonter aux causes, en revanche elle en saisit, avec facilité, les effets ; — si l'homme la surpasse dans les abstractions et les généralités, elle lui est supérieure par sa perspicacité à découvrir les plus petits détails, et aussi, par une finesse de tact, pour discerner le bon et le mauvais côté des choses à sa portée.

L'homme connaît rarement, à fond, le caractère de sa femme, tant ce caractère est souple et mobile ; tant il se modifie, avec art, selon les circonstances et l'esprit d'à-propos ; ses nuances sont si fugitives, qu'elles s'effacent à l'instant où l'on croit les fixer. — La femme peut, au contraire, au bout de quelques mois d'observation, lire dans les replis du cœur de son mari ; tandis que, le plus souvent, la tombe se ferme sur celui-ci, avant qu'il ait pu deviner l'énigme du cœur féminin.

La femme réussit mieux que l'homme dans le genre épistolaire et sentimental ; son éducation est facile, sa conversation, spirituelle, vive, attachante, imagée lorsqu'elle roule dans la sphère des idées naturelles à son sexe.

Elle excelle dans les arts d'agrément, surtout dans le chant et la mimique. Beaucoup plus impressionnable que l'homme, elle reçoit et traduit plus fidèlement que lui, les passions du cœur et les émotions de l'âme. Sa physionomie, plus délicate, rend mieux les situations ordinaires et dramatiques de la vie : c'est pourquoi elle réussit, au théâtre, à provoquer l'enthousiasme et les applaudissements ; c'est pourquoi, toutes choses égales, le nombre de bonnes comédiennes est supérieur à celui des bons acteurs.

Tous les physiologistes et philosophes qui ont étudié le moral de la femme, s'accordent à reconnaître que le côté le plus en relief de son organisation, se manifeste dans les actes de dévouement, de sacrifice et d'amour ; de ce côté elle laisse l'homme bien loin en arrière. — L'histoire de tous les peuples fourmille de traits de dévouement en leur honneur [1]. Nous ne citerons ici, que deux faits que nous opposerons à la conduite égoïste et brutale de certains hommes.

Conrad III, Empereur d'Allemagne, ayant pris d'assaut la ville de Winsberg, irrité de l'opiniâtre résistance des habitants, ordonna que tous les hommes, en état de porter les armes, fussent faits prisonniers et promit le pillage à ses soldats. Il accorda aux filles et aux femmes la permission de sortir de la ville et d'emporter sur elles leurs effets les plus précieux. — Cet ordre fut publié à son de trompe aux quatre coins de la ville. — Aussitôt les femmes chargèrent leurs maris sur leurs dos et les emportaient hors des murs lorsque **Conrad**, ému de

[1] Voyez la *Physiologie des* 30 *beautés de la femme*, ouvrage aussi intéressant qu'agréable à lire.

tant de dévouement, accorda la liberté à tous, moyennant une rançon, qui fut la part de ses soldats, et le pillage n'eut point lieu.

Le fait opposé se rapportant à l'homme est celui-ci :

Un navire, fouetté parla tempête, avait perdu son grand mât et une partie de ses agrès ; le capitaine, craignant un sinistre, ordonna de jeter à la mer les objets les plus lourds et les plus embarrassants : l'ordre devait être exécuté *subito !*

Un passager prit sa femme par le milieu du corps, la souleva par dessus le bord et la lança dans les flots, disant que c'était sa charge la plus lourde et la plus embarrassante. — Les femmes présentes poussèrent un cri d'effroi !... Quelques hommes et, mieux dit, quelques bêtes brutes en rirent...

Mettez en parallèle la belle action des femmes de Winsberg, et le trait de barbarie du passager, il vous sera facile de juger de quel côté se trouve le dévouement, — de quel côté le féroce égoïsme.

I

DES SENTIMENTS CHEZ LA FEMME

L'affectionivité. — L'organe de l'attachement, est plus développé, chez la femme que chez l'homme ; cet organe étend son influence sur tous les actes de sa vie. — La femme a besoin d'aimer, de s'attacher et ce besoin impérieux, auquel il lui est impossible de résister, devient souvent pour elle, une source de déceptions et de regrets, dont l'amertume flétrit les beaux jours de son printemps.

Dévouées jusqu'à perdre la raison, combien de jeunes filles et de femmes abandonnent leurs parents, leurs amis, leur avenir, leur réputation même, à l'homme qui a su leur inspirer l'amour. Et combien, parmi elles, après un rêve de bonheur, se réveillent, hélas ! trompées, abandonnées...

II

La philogéniture ou amour des enfants, l'amour maternel domine la femme ; rien ne lui coûte pour assurer l'existence et le bien-être de ses enfants. Les exemples de dévouement et de sacrifice, même de la vie, se renouvellent assez fréquemment parmi les femmes de toutes les classes de la société, d'où ce proverbe : — Le dévouement et le sacrifice sont le triomphe du sexe féminin.

L'*amour maternel* est une passion qui survit à toutes les autres passions : lorsque la cruelle réalité vient effacer les illusions et anéantir les doux rêves d'avenir de la jeune mère ; lorsqu'elle se voit trompée dans ses plus chères affections... le sourire de son enfant lui fait oublier ses douleurs, et lui donne le courage de la résignation. — Que d'abnégations ne faut-il pas à la jeune mère, qui renonçant à tous les plaisirs du monde, se condamne à veiller sur un berceau, à prodiguer à son nourrisson les soins les plus assidus, à vaincre ses dégoûts, à s'empresser de lui venir en aide au moindre cri !... La femme n'est-elle pas sublime dans ce rôle si long et si pénible ?... Quelle autre puissance que l'amour maternel pourrait lui inspirer son courage et le soutenir ?... Homme ! devant l'émouvant tableau que t'offre celle qui t'a rendu père, ne reste pas indifférent ; adore ta femme et incline-toi devant la mère de famille.

III

L'organe de la **Bienveillance** d'où naissent les divers sentiments de pitié, de charité, de bienveillance, d'humanité, etc., occupe un espace notable dans les cerveaux féminins; c'est à cet organe que les femmes doivent les éminentes qualités d'être sensibles, obligeantes, charitables, compatissantes aux misères d'autrui; leur pitié se montre fort rarement stérile ; ce n'est jamais en vain que l'infortune les implore; un acte de bienfaisance accompagne presque toujours leurs consolantes paroles.

Dirigée par le noble sentiment de la bienveillance, la femme nous prodigue ses soins, adoucit nos misères, calme nos chagrins... elle réussit souvent à relever les forces de l'homme abattu par l'adversité, en lui donnant l'exemple du courage et faisant pénétrer dans son cœur un rayon d'espérance. — Enfin, jeune ou âgée, riche ou pauvre, n'importe sa condition, l'instinct de la bienfaisance anime la femme, et la pousse incessamment au secours des êtres souffrants et malheureux; — ses aumônes sont faites d'une façon si discrète, que le pauvre honteux n'a pas à rougir de les accepter ; très-souvent, même, il ignore la main qui a soulagé sa misère.

Là, ne se bornent point les qualités de la femme, il en est d'autres d'un ordre plus élevé qui placent certaines femmes à côté des hommes les plus illustres de toutes les époques ; la liste en est trop longue pour trouver place ici. Dans l'ouvrage intitulé : *Physiologie des perfections* et *beautés de la femme* nous avons relevé le nom des femmes qui se sont distinguées dans les sciences, la littérature et les arts ; — de celles qui ont disputé aux héros leurs lauriers ; — qui ont gouverné des Etats avec gloire ; en un mot de toutes les femmes, hors ligne, dont les noms resteront à jamais gravés au *Temple de Mémoire*.

Dé tout ce qui précède il faut conclure que la nature a parfaitement coordonné son œuvre; tout ce qu'elle a fait est admirable ! l'homme intelligent se prosterne devant cette puissance inconnue qui régit l'univers. — La femme a été formée pour l'homme ; — de même que l'homme a été fait pour la femme ; ils sont absolument nécessaires l'un à l'autre ; sans la femme, que ferait l'homme sur terre, et réciproquement ? — Le célibat peut donc être classé dans les monstruosités humaines. — Toutes les mythologies s'accordent à dire que le TOUT-PUISSANT créa la femme pour donner une compagne à l'homme et perpétuer leur espèce. A la femme fut dévolu le privilège de tempérer, d'adoucir la rudesse du sexe mâle. C'est effectivement par le concours des femmes que les mœurs sauvages se sont transformées. — Ce sont les femmes qui, chez les nations devenues grandes par leur civilisation, ont donné les premiers élans de générosité, de courtoisie et de nobles sentiments. — Les siècles de chevalerie resteront dans les annales des peuples européens, comme type de la puissance des femmes et de l'exquise galanterie de la noblesse française.

CHAPITRE III

APHRODISIE NORMALE

INSTINCT GÉNITAL

L'Aphrodisie. — Nous employons ce mot, tiré du grec[1], en raison de ce qu'il particularise les divers états et nuances de la passion d'amour. — Ce que nous nommons instinct génital, se rencontre chez tous les êtres de la série animale, depuis le polype jusqu'à l'homme. La nature si prévoyante, si admirable dans ses œuvres, a voulu que l'acte qui perpétue l'espèce fût accompagné du plaisir le plus vif. — Mais, comme toute règle générale offre des exceptions ; comme la parfaite similitude des tempéraments est une impossibilité, il en résulte que l'instinct génital est plus développé chez les uns et moins chez les autres. C'est de cette dissemblance que naît l'ardeur des premiers et la placidité des seconds. — D'après ces données physiologiques

[1] Aphrodite, la *Vénus* des Romains, la mère des amours.

nous établirons trois degrés dans l'aphrodisie.

Au premier degré la passion d'amour est peu développée, languissante ; elle exige souvent des excitants énergiques pour l'aviver. Ce n'est ni l'indifférence, ni la froideur propre à l'anaphrodisie ; ce sont les désirs qui font défaut. A moins d'être excitée par des agents moraux ou physiques, l'imagination reste tiède sur les choses amoureuses, et laisse en repos le sens génital. — La pluralité des femmes et spécialement celles à tempérament lymphatique, appartiennent à ce degré. — Les hommes, dont les travaux nécessitent une contention d'esprit soutenue sont dans le même cas ; en raison de ce que le travail prolongé du cerveau absorbe les autres facultés et annule, en partie, la fonction du cervelet, organe de l'amour physique.

Le second degré, qui comprend le plus grand nombre d'individus, est l'état organique naturel ; la passion se meut régulièrement, sans outrepasser les bornes.

Le troisième degré est la passion poussée à l'excès franchissant ses limites ; — les médecins la considèrent comme une maladie, causée par l'irritation du cervelet s'irradiant sur l'appareil génital.

Ces généralités étant établies et bien comprises du lecteur, nous passons à la description des causes.

§ I

LE CERVELET

Il est aujourd'hui avéré, d'après les expériences du phrénologiste Gall et de ses successeurs, que le cervelet exerce une énorme influence sur le système de la génération, d'où lui est venu le surnom d'organe de la *propagation*, organe de *l'amour physique*. Les nombreuses observations faites sur les vivants, depuis bientôt un siècle, ont démontré que le large développement du cervelet dispose à l'amour physique, et que la lésion de cet organe par cause interne ou externe rendait l'individu *anaphrodisique*, c'est-à-dire indifférent. On sait aussi que la castration, avant l'âge de puberté, éteint les désirs vénériens et, par coïncidence, le cervelet diminue de volume chez les castrats. — L'on a aussi observé, chez les sujets morts d'apoplexie foudroyante, des signes d'érection provoquée par l'injection sanguine du cervelet ; le même phénomène a été remarqué chez les suicidés et suppliciés par strangulation.

Le cervelet est donc l'organe incitant à l'amour physique ; son influence sur les organes génitaux est désormais incontestable. — La tête des sujets adonnés aux plaisirs sexuels, offre la partie postérieure du cou large et charnue ; la protubérance occipitale inférieure très-marquée ; — les oreilles épaisses, écartées, les lèvres grosses, l'œil humide, etc. — Les sujets dont le cervelet a éprouvé un arrêt de développement par cause interne ou externe, présentent des signes opposés ; — Cou mince, étroit ; — la partie du crâne correspondant au cervelet, déprimée et peu garnie de cheveux. L'instinct de propagation languit chez ces sujets ; les stimulants leur sont nécessaires pour sacrifier à l'amour.

Les orientaux possèdent un cervelet et un système sexuel plus développé que les peuples du nord ; cette conformation physique rend les premiers plus enclins à l'acte propagateur que les seconds. C'est pour cette raison sans doute, que les anciens législateurs des contrées orientales et méridionales, ont permis la polygamie qui existe, sous d'autres noms, dans notre civilisation. En effet, les parjures, les adultères, les séductions, les viols, crimes assez rares en Orient, et assez communs chez nous, sont dûs à la propulsion génitale.

§ II

Le Sexe. — L'homme possède le fluide prolifique, excitant naturel, qui fait naître le désir et le pousse instinctivement vers la femme. — Celle-ci, quoique douée d'un système sexuel plus étendu, plus riche, mais ne possédant point les organes secréteurs du fluide excitant, est moins tourmentée de désirs et plus calme dans ses amours. Voilà pourquoi c'est toujours l'homme qui provoque et attaque ; — pourquoi la femme résiste, se défend et succombe... le plus souvent par faiblesse ou surprise ; — quelquefois par la force et rarement par la passion ; car, chez elle, la pudeur, la crainte du déshonneur dominent l'amour. Il faut, toutefois, en excepter les malheureuses atteintes de névrose *cérébello-génitale* ou passion utérine, dont nous parlerons plus loin.

§ III

Age. — L'aphrodisie ou instinct génital s'annonce ordinairement vers l'époque de la puberté et peut persister jusqu'à l'âge de déclin, lorsqu'on n'abuse point. — C'est pendant la jeunesse et la virilité que cet instinct manifeste son activité. — De dix-huit à cinquante et même cinquante-cinq ans, chez l'homme, il devient un besoin pressant, aussi irrésistible que la soif et la faim ; vainement on chercherait à le maîtriser, il finit toujours par prendre le dessus.

§ IV

L'aphrodisie féminine ou penchant à l'amour diffère essentiellement de celle de l'homme. — De la puberté à la *ménopause* (cessation des règles), c'est-à-dire durant la période de fécondité, la femme n'éprouve pas les mêmes besoins génitaux, nous venons de dire pourquoi. Ses désirs, beaucoup moins violents et plus éloignés, ne s'éveillent qu'en certaines circonstances ; elle pourrait rester longtemps sans penser à l'amour, si l'homme ne venait la solliciter. — Dans les grandes villes et spécialement dans les capitales, la fréquentation des théâtres où se jouent des scènes amoureuses est, pour les femmes, un excitant qui échauffe leur imagination et fait naître les désirs ; mais, cela n'a lieu qu'à l'égard d'un petit nombre de femmes, telles que les oisives, les coureuses de bals et de théâtres ; les liseuses de romans et les jeunes filles que leur tempérament prédispose aux velléités amoureuses. — Les femmes paisibles, les mères de famille qui se livrent aux soins de la maison et de leurs enfants, qui n'en sortent que pour la promenade ou leurs affaires et très-rarement pour aller au théâtre : ces femmes-là sont tout à fait étrangères aux plaisirs mondains, et à ces aspirations d'amour qui font tant de victimes.

Revenons à l'homme. — Le fluide séminal est produit par deux glandes-sœurs (*les testicules*). Un travail spécial à chaque glande, se fait dans le foie, les reins, les glandes salivaires, etc., qui secrètent la bile, l'urine, la salive. Ces humeurs ont leur cours forcé, il n'est pas en notre pouvoir de l'arrêter ; le seul moyen, dans la question qui nous occupe, est l'ablation des testicules (*la castration*). Ces organes une fois enlevés, leur fonction cesse nécessairement. — Certaines affections et infirmités peuvent aussi supprimer leur sécrétion ; mais l'homme complet, sain et bien portant essaierait en vain, pendant la période virile, de contrecarrer les lois de la nature ; de hideuses maladies, que nous avons décrites dans l'*Hygiène du mariage*, ne tarderaient pas à lui prouver qu'une continence absolue est impossible, à cette phase de la vie. Ce qui peut arriver d'heureux aux sujets qui gardent une continence outrée, ce sont les rêves érotiques dont le résultat est le désengorgement des réservoirs séminaux.

La démonstration peut se formuler ainsi : — Hormis les cas exceptionnels, l'abstinence complète, absolue des plaisirs de l'amour est un mensonge pendant la période virile. Même conséquence pour le célibat qui est une des plaies de la nation française, entretenue par le luxe, l'égoïsme et la paresse. Il y aurait bien des choses à dire et des réflexions à faire sur ce sujet que le lecteur trouvera dans notre *Philosophie du mariage*. (10e édition).

§ V

Tempéraments. — Les tempéraments ont une influence très-marquée sur l'appareil génital des deux sexes ; c'est à cette influence plus ou moins apparente, qu'est due l'épithète qui les qualifie : — Tempérament *chaud* ou amoureux ; — tempérament *froid* ou indifférent et mieux *anaphrodisique*. — Nous donnerons au chapitre VI de cet ouvrage la description exacte des divers tempéraments avec des considérations physiologiques sur chacun d'eux.

§ VI

La condition ou profession et le milieu social dans lequel vivent les individus, hâtent ou retardent l'époque de la puberté et le développement de l'instinct de propagation. — Les grands centres de civilisation, la société des femmes, la fréquentation des bals, soirées, théâtres, concerts, etc., où la beauté féminine se montre dans tout son luxe et sa coquetterie. — Les lectures de romans, de poésies érotiques où l'amour est dépeint sous les plus attrayantes couleurs, sont des excitants génitaux très-puissants dont l'influence est incontestée. — Les villageois, paysans et les individus adonnés aux travaux des champs, sont beaucoup moins portés aux jeux de l'amour que les citadins et les gens oisifs; d'ailleurs, le fait même de la puberté, bien plus précoce chez les enfants des villes que chez les enfants des campagnes, en est la preuve convaincante [1].

[1] Dans les grands centres de population tels que Paris, Lyon, Marseille, etc., la puberté se manifeste, chez les garçons, de 12 à 14 ans; — chez les filles, de 11 à 13 ans; tandis que dans les campagnes, c'est généralement vers la 14e ou 15e année pour les garçons — la 15e ou 16e année, pour les filles que cette évolution sexuelle a lieu. — Dans les contrées montagneuses la puberté ne se déclare souvent, chez les filles, qu'au cours de la 17e ou 18e année.

§ VII

Le *climat*, l'*alimentation* et l'*habitude* ont aussi une influence bien marquée sur le système génital. — Les peuples méridionaux sont plus portés à l'aphrodisie que les peuples du Nord. — Une alimentation substantielle, excitante rend le corps plus dispos, plus apte à la génération qu'une nourriture maigre et débilitante.— L'habitude étant un des principaux mobiles de nos actions, doit trouver ici sa place. L'habitude est une seconde nature, dit le proverbe et le proverbe a raison. En effet, elle remplace souvent la nature et devient, parfois, une nécessité ; c'est pourquoi il est si difficile aux sujets, nés avec un tempérament génital, de résister victorieusement au penchant qui les entraîne ; la raison, la volonté, la crainte même d'un malheur, sont impuissantes à l'arrêter sur le bord de l'abîme.

CHAPITRE IV

APHRODISIE NORMALE

EROTISME CHEZ LES DEUX SEXES

Le lecteur sait déjà que l'*aphrodisie,* penchant à l'amour ou instinct de propagation, est une loi à laquelle obéissent tous les êtres vivants, pour perpétuer leurs espèces ; il sait que l'un des extrêmes de cet instinct est une excitation maladive, que l'autre est l'absence temporaire d'un excitant, et que le moyen terme, c'est-à-dire l'aphrodisie *normale,* comprend la masse des individus.

Dans nos climats tempérés, de 18 à 50 ans, pour l'homme, et de 16 à 40 ans pour la femme, les deux sexes, et particulièrement le sexe mâle, sont irrésistiblement poussés l'un vers l'autre, à moins d'imperfections physiques ou de maladies graves ; — soutenir le contraire est un mensonge qui cache une hypocrisie, un vice, une perversion.

Pendant les beaux jours de la première jeunesse, jours heureux qu'on regrettera plus tard, l'homme recherche instinctivement la femme, et la femme désire l'homme. Pourquoi ces aspirations d'un sexe vers l'autre ? quelle en est la cause ?... — Le physiologiste répond : — c'est l'*aphrodisie* ou penchant naturel à l'amour que la puberté a fait éclore et dont l'union conjugale doit, un jour, légitimer les feux.

Durant cette période trop courte qu'on est convenu d'appeler *lune de miel*, que de transports, que de bonheur et d'ivresse !... oh ! ces heures-là devraient durer toute la vie... mais elles s'écoulent si vite... Les parents et amis qui ont l'expérience de cette phase de bonheur, devraient leur crier : — Modérez vos transports, jeune couple, ne videz point si rapidement la coupe du plaisir, car l'ivresse est au fond et, après l'ivresse répétée : la satiété, l'épuisement et souvent les chagrins, la maladie...

I

Tout se transforme, au moral comme au physique, c'est encore une des lois fatales de notre organisation. Aux transports, aux ardentes étreintes d'un premier amour, succèdent des plaisirs moins vifs et plus durables. — Les rapports sexuels entre les époux deviennent moins fréquents et se règlent sur les besoins naturels, au grand avantage de la santé. Notre organisme est soumis au rhythme, à la règle, ainsi que toutes les choses de ce monde ; si nous assujétissons à des heures réglées, nos repas, notre lever et notre coucher, il serait également très-hygiénique de régler les rapports sexuels, dans l'intérêt des conjoints et des êtrés à procréer.

On distingue deux sortes de désirs vénériens, les factices et les naturels ; les premiers sont ènfantés par l'imagination, on doit les repousser ; les seconds naissent directement du besoin ; ceux-là on peut les satisfaire parce qu'ils soulagent l'économie d'un trop plein d'humeur. L'observation exacte de ces règles est le moyen le plus vrai, le plus sûr pour prolonger l'aptitude génitale jusqu'à la vieillesse ; tandis que les excès auxquels se livrent la plupart des jeunes célibataires, de 20 à 30 ans, avec des maîtresses ou des courtisanes, usent leurs forces génératrices et les rendent impuissants avant d'avoir atteint la cinquantaine ; c'est aussi une des causes de l'abâtardissement de la race.

II

EROTISME NORMAL COMPATIBLE AVEC LA RAISON

Selon l'étymologie grecque (EROS, *Amour*); d'où le mot *érotisme*, qu'on peut traduire: *amour vif, exalté*, mais sans altération des facultés cérébrales. On peut être doué d'un tempérament amoureux sans, pour cela, commettre des actes réprouvés des mœurs. L'érotisme normal, qu'offrent certaines constitutions, n'est pas une maladie ; on doit la considérer comme provenant de l'instinct génital, chez les sujets dont les organes ont acquis leur complet développement.

L'antiquité nous offre plusieurs exemples remarquables d'érotisme ou passion d'amour ; chez les femmes la poétesse SAPHO, adorant le beau *Phaon* et manifestant sa passion en vers harmonieux. — L'amour et l'inaltérable dévoûment de la courtisane *Timandra* pour *Alcibiade* exilé. — L'amour de la charmante LAIS, sur son déclin, pour un ingrat [1], et tant d'autres femmes célèbres que nous passons sous silence. — Parmi les hommes nous citerons un roi d'Égypte qui fit élever une pyramide en l'honneur de *Rhodope*. —L'amour du peintre *Appelles* qui illustra la

[1] Lire le très intéressant ouvrage : *Laïs de Corinthe*, où sont dépeintes les mœurs des *Hétères*, courtisanes Grecques.

bouquetière athénienne *Glycère*. — La passion de *Démétrius Poliorcètes*, pour la belle Lamia, à laquelle il dédia un temple sous l'invocation d'*Aphrodite* (Vénus). — L'érotisme du triumvir *Marc Antoine* pour la fameuse Cléopâtre qui causa sa perte, etc., etc., etc.

III

CAS REMARQUABLE D'ÉROTISME NORMAL CHEZ LA FEMME

Ce cas aussi curieux que rare fut offert par une jeune veuve possédant une fortune qui lui permettait de satisfaire ses penchants. Elle appartenait à une famille distinguée et avait reçu une éducation soignée : jolie, coquette, fort intelligente, discernant le bien du mal ; mais, poussée vers l'homme par son organisation physique ; elle agissait, néanmoins, de manière à ne pas donner prise aux irrégularités de sa conduite. — Sa manie était de se faire suivre par des jeunes gens qu'elle jugeait bien élevés, et de leur demander un *chapeau d'homme*, 1re qualité. En quelques années, elle transforma son appartement en *magasin de chapellerie*.

Plus tard, lorsque les années eurent promené leurs ravages sur ses charmes, sans éteindre les ardeurs de son tempérament, elle distribua à ses jeunes visiteurs tous les chapeaux qu'elle avait reçus.

Ce fait original, excentrique paraîtra un conte

inventé pour exciter l'hilarité du lecteur ; nous, affirmons qu'il se passa dans la cité parisienne, à cette époque de notre histoire qu'on appela *Restauration*.

Maintenant, passant à des considérations d'un autre genre, nous dirons que pour le philosophe, éclairé par la physiologie, l'érotisme est un des grands mobiles de l'état social ; ses influences varient suivant les mœurs et les religions. — L'amour est pour la jeunesse une passion tyrannique, à laquelle peu d'individus ont la force de résister. Chez les sujets dont le cervelet l'emporte sur les sentiments supérieurs, l'érotisme est une passion brutale dont l'unique but est la jouissance physique ; mais lorsque l'érotisme s'allie à la bienveillance et à l'idéalité, il répand un charme sur l'objet aimé. Cette alliance a produit et inspiré les poètes passionnés dont *Ovide*, le *Tasse* et *Pétrarque* sont les types.

Toutes les nations civilisées ont produit des poètes plus ou moins érotiques ; il nous suffit de mentionner le fait.

D'après le docteur Itard, médecin distingué qui s'est occupé de cette question, l'érotisme, chez certaines femmes, prédisposées, prend sa source dans un besoin impérieux ; lorsque ce besoin est plus fort que sa volonté, la malheureuse finit par succomber au despotisme de son tempérament.

IV

En résumé, l'*aphrodisie*, ou instinct de propagation nous est donné par la puissance qui régit l'univers ; la volonté de l'homme peut retarder les fonctions de certains organes, mais, les supprimer entièrement n'est pas en son pouvoir, à moins de se mutiler. — Lorsque la vessie est pleine, lorsque les résidus de la digestion pèsent sur le dernier intestin, il est impossible de s'opposer à l'expulsion de ces matières excrémentitielles. — Dans les cas de rétention d'urine, la *résorption* [1] de ce fluide excrémentitiel porte toujours le trouble dans la santé ; il en est de même pour le fluide séminal, lorsque ses réservoirs sont pleins, il est nécessaire de les vider, du moins en partie, afin d'éviter les engorgements. C'est alors que l'instinct génital excite à la fois l'organe mâle et le cerveau, et fait naître le désir vénérien, même chez les êtres les plus indifférents. Si, exceptionnellement, la volonté s'oppose à la satisfaction de ce désir naturel, on éprouve des malaises, des inquiétudes, la santé s'altère et la maladie est immi-

[1] Le mot *résorption* spécialise le travail des petits vaisseaux absorbants qui pompent les fluides du corps et les versent dans le torrent de la circulation.

nente. Une courte démonstration, sur ce point, éclairera les lecteurs, étrangers à la physiologie médicale.

V

Tous les fluides animaux, sécrétés par nos organes, ont une destination définie et, sous peine de désordres dans l'*équilibre* des *fonctions* qui est la *santé*, doivent être dirigés à cette destination. Plusieurs de ces fluides ou humeurs sont recueillis dans des réservoirs tels que le *sac lacrymal* pour les larmes ; — la *vésicule biliaire* pour la bile ; — la *vessie* pour l'urine, etc. Ces divers fluides sont versés, sans interruption, dans des réservoirs, par leur glandes productrices. — Le trop-plein des larmes s'écoule, par le canal nasal, dans le nez ; — le trop-plein de la bile passe dans le premier intestin, par deux canaux ; — l'urine est expulsée forcément lorsque la vessie ne peut plus en contenir. — De quel côté, par quel endroit le fluide séminal s'écoule-t-il, lorsque ses réservoirs sont pleins ?... — Naturellement par les conduits qui l'amènent dans le canal de l'urètre ; il ne peut avoir d'autre issue et pourtant il faut qu'il s'écoule... — Or, la continence absolue, sans qu'il survienne des inquiétudes, des irritations locales, des maladies et quelquefois l'engorgement des vaisseaux séminifères, etc, est-elle compatible avec la santé, pendant la période virile ? — Non. — C'est la réponse des médecins physiologistes familiarisés avec les fonctions génito-urinaires. — Cependant plusieurs médecins ont prétendu que la continence absolue était possible, sans engorgement et désordre dans la santé ; ils donnent pour raison que le trop-plein des vésicules séminales est *résorbé*, ce qui veut dire porté par les vaisseaux résorbants dans le torrent de la circulation. — Tâchons de tirer au clair ce fait obscur sinon douteux.

Il existe dans notre corps, deux sortes d'humeurs, les *récrémentitielles* et les *excrémentitielles ;* les premières peuvent être et sont résorbées sans danger, la salive, la partie aqueuse des mucosités, etc. — Les secondes, ainsi que leur nom l'indique, sont les excréments ou les résidus des matières, ne possèdant plus de molécules assimilables et que la nature expulse du corps par des émonctoires naturels ; leur résorption ne saurait avoir lieu sans danger ; exemple : — La bile résorbée cause la jaunisse ; — le lait extravasé occasionne la fièvre et des taches sur la peau ; — la partie aqueuse de l'urine résorbée laisse dans la vessie un sédiment composé d'acide urique, de phosphate de magnésie et d'ammoniaque,etc., qui peuvent engendrer la gravelle. — On sait aussi à quel danger exposent les sueurs rentrées ou résorbées. Cette explication donnée, nous demandons à laquelle de ces deux sortes d'humeurs appartient le fluide séminal ? — S'il est *excrémentitiel*, il ne peut être résorbé, à l'instar des humeurs de même nature, sans qu'il survienne des désordres dans l'économie humaine ; — s'il est, au contraire, *récrémentitiel*, il est résorbable, mais sa partie aqueuse seulement. Que deviennent, alors, les animalcules spermatiques qu'il contient ?... — Restent-ils dans les réservoirs ou sont-ils résorbés ? — S'ils étaient résorbés, ce qui nous paraît fort douteux, ne produiraient-ils pas de graves désordres dans la circulation lymphatique et sanguine ? — Cette question, on le comprend, est des moins claires et des plus complexes ; il n'y a que la fine anatomie et la physiologie qui puissent l'éclairer.

Ne serait-il pas plus naturel de dire que dans l'organisme vivant, il y a des fonctions continues, comme la respiration, la circulation, etc., et des fonctions intermittentes,comme l'afflux du lait aux seins aux derniers mois de la grossesse et pendant la lactation ; — commé la sécrétion de la glande prostate pendant l'excitation génitale ; — comme la sécrétion des larmes, etc... — Pourquoi n'en serait-il pas de même pour les glandes spermatiques? — Une longue intermittence ralentit leur fonction ; un repos complet et plus longtemps prolongé, rend cette fonction de plus en plus paresseuse et, chez les individus de 55 à 60 ans, finit par la supprimer. Telle est la marche que suit probablement la nature. Le vieillard coquet, atteint de calvitie, aurait beau se frictionner avec les eaux et pommades récapillisatrices que prône l'industrie, avide de gain et mensongère, son crâne restera toujours chauve, parce que la fonction du bulbe pileux est à jamais éteinte. — Le vieillard érotique aura beau s'exciter, il sera trompé dans son attente, le plaisir qu'il recherche n'est plus de son âge ; son organe est frappé d'inertie...

Donc, pour les raisons ci-dessus données, nous n'admettons point la résorption de toutes les parties intégrantes du fluide séminal ; sa composition chimique s'y oppose.

Nous croyons à l'intermittence de la sécrétion spermatique, lorsque les réservoirs sont pleins ; mais la sécrétion reprend son cours, aussitôt qu'il se fait un vide dans ces réservoirs.

Nous croyons aussi, que chez l'homme de 20 à 50 ans, bien nourri, bien portant, dont les réservoirs sont pleins, la nature opère, malgré la théorie de la résorption, et nonobstant la volonté du continent.

Certes, nous sommes loin de nier que la continence ne soit une vertu ; mais la continence raisonnable et non celle poussée à l'excès, qui prétend s'opposer aux lois naturelles ; car, en toutes choses, les excès sont mauvais, nuisibles et souvent funestes. C'est ce que nous ne cessons de répéter dans nos écrits.

On peut modérer la sève, mais non la supprimer entièrement, sans porter atteinte à la vie du végétal qui s'étiole et ne tarde pas à périr.

Dans le règne animal, on peut également modérer une fonction, et non la supprimer sans qu'il survienne de graves désordres, quelquefois des maladies affreuses que nous mentionnerons au chapitre VII de cet ouvrage.

Enfin, abstraction faite de la résorption et de l'intermittence, la nature, plus savante que la théorie, se sert d'un moyen très-simple pour désengorger les réservoirs et les conduits séminaux, ce sont les émissions spermatiques pendant le sommeil. Notez bien, et nous le répétons, qu'il s'agit des individus dans la force de l'âge viril ; car, chez les vieillards, le fluide séminal est sécrété avec une extrême lenteur ;

sa composition chimique n'est plus la même, il ne donne à l'analyse que de l'albumine, de l'eau en grande quantité et quelques sels de soude et de chaux qui peuvent être résorbés sans danger ; les zoospermes y sont très rares et, chez la généralité des vieillards, ils ont disparu : de là l'infécondité du fluide procréateur.

CHAPITRE V

APHRODISIE MORBIDE

OU

FUREUR GÉNITALE

§ I

C'est une des plus affreuses maladies qui puisse frapper notre espèce. — Les médecins l'ont placée dans le cadre des névroses et qualifiée de névrose *cérébello-génitale*, irritation du cervelet et des organes génitaux qui conduisent généralement les individus qui en sont atteints à la folie érotique et... « dans la tombe... » Cette affreuse névrose a reçu les noms de *priapisme*, *Satyriasis* lorsqu'elle attaque l'homme ; — *Nymphomanie*, *fureur utérine* lorsqu'elle atteint la femme. Sans entrer dans les dissertations médicales sur les nuances qu'offrent ces affections, nous résumerons, en quelques pages, cette question que nous avons déjà traitée dans l'HYGIÈNE DU MARIAGE. Voici les signes physiognomoniques auxquels on peut reconnaître les sujets prédisposés à ce genre de Névrose.

Tête moyenne, protubérance occipitale correspondant à l'amour physique, très développée et formant saillie ; la peau de cette région chaude et moite :

Le front bas, les lèvres grosses, l'inférieure parfois pendante ;

Les oreilles rouges et massives ; — les yeux humides et saillants ;

Le regard oblique, provocateur ; alternativement fixe et mobile ;

Le menton charnu, et les membres grêles.

Mêmes signes chez la femme, et de plus :

Bassin étroit.

Membres dépourvus de la rondeur naturelle à son sexe ;

Les seins peu développés ;

Système pileux abondant :

Corps sec et se rapprochant du type masculin. — Telles sont les femmes à tempérament dit génital, c'est parmi ce type qu'on rencontre les *Virago*, les *Nymphomanes*.

§ II

Les hommes atteints de *Satyriosis* sont entièrement absorbés par leur passion génitale : toutes leurs pensées, tous leurs désirs convergent vers les femmes jeunes et vieilles, n'importe! Les satyriaques mariés éreintent leurs femmes ; ils s'épuisent promptement eux-mêmes, et s'éteignent bientôt dans l'état de consomption ou de folie érotique.

§ III

L'aphrodisie morbide ou *fureur utérine*, affection assez rare de nos jours, était au contraire fréquente dans l'antiquité, et s'accompagnait de symptômes effrayants ; les Babyloniennes, Egyptiennes, Grecques, Juives et Romaines, sous les Empereurs, en offrirent des exemples terrifiants !...

Les Nymphomanes de ces lointaines époques, avaient perdu la pudeur naturelle à leur sexe et recherchaient les hommes pour satisfaire leur passion ; poussées par le désir qui les dévorait, elles les suppliaient, et joignaient la menacé à leur prière, si elles étaient repoussées. Cette effrayante manifestation de la fureur utérine, fait naître la pensée que le meurtre d'*Orphée*, déchiré par des Bacchantes-nymphomanes, pourrait bien ne pas être une fable ?

Dans ces temps reculés on regardait l'aphrodisie morbide, comme une punition infligée aux femmes par les dieux irrités. Voici ce que l'histoire ancienne nous a transmis à ce sujet :

Les trois filles de *Prétus*, Roi de l'Argolide, ayant eu l'audace de se dire plus belles que JUNON (*Ira*), l'irascible et vindicative Déesse les frappa de *Nymphomanie !...*

Au même instant les trois sœurs se mirent à courir les champs, échevelées, l'œil ardent, les lèvres gonflées, l'haleine brûlante, attaquant les hommes qu'elles rencontraient. Le récit de cette vengeance de la Déesse Olympienne, nous apprend qu'après avoir longtemps erré dans les plaines et sur les collines, les jeunes princesses furent guéries par *Mélampus*, médecin des temps héroïques, neveu du héros JASON, chef de l'expédition des *Argonautes*.

Il paraîtrait, selon plusieurs anciens documents, que cette affreuse maladie était, à cette époque, assez commune dans Argos et les pays voisins ; car, un assez grand nombre de femmes de cette contrée, en offrirent les symptômes et firent craindre une maladie contagieuse. Le médecin Mélampus, à la prière du Roi, en arrêta les progrès au moyen d'une préparation *épicérastique* (tempérante) qui guérit les filles du roi. En récompense de ce bienfait, le roi ***Prétus*** octroya, au médecin, une portion des terres de la contrée, avec pouvoir de les transmettre à ses descendants. — On croit que Mélampus se servit de l'*ellébore* pour arrêter l'épidémie nymphomanique, et de ce jour cette plante prit le nom de ***Mélampion.***

Ces exemples de l'aphrodisie au 3e degré suffiront pour donner au lecteur une idée de cette terrible névrose du cervelet, s'irradiant sur l'utérus et se propageant de l'utérus au cerveau.

Fort heureusement pour la civilisation moderne les névroses de ce genre ne se présentent plus, sous une forme aussi alarmante. L'homme et la femme, cette dernière en particulier, peuvent être dominés par l'instinct génital, sans porter publiquement atteinte aux mœurs ; ils se cachent au contraire, pour se livrer à leur triste passion dont l'exagération finit toujours par épuiser leurs forces physique et morale. Alors, survient la prostration, la maigreur, souvent la démence et une fin prochaine « la mort.»

Dans divers ouvrages de médecine sur les maladies nerveuses des femmes, on lit de fort curieuses observations sur l'hystérie et la Nymphomanie.

§ III

Le docteur Chomet cite un exemple remarquable de Nymphomanie *extemporanée* dans son ouvrage sur la santé des femmes : — Comme il se promenait sur les grands boulevards de Paris, il vit une jeune femme s'élancer d'un magasin sur un beau jeune homme qui se trouvait près de lui ; le serrer dans ses bras, le couvrir de baisers, en poussant de bruyants soupirs, et des mots entrecoupés... Le jeune homme ahuri ne put se débarrasser de ses étreintes que par de violents efforts. On entraîna cette femme, supposée folle, chez le pharmacien. Le docteur Chomet la suivit et reconnaissant un accès de nymphomanie lui donna les premiers secours.

L'observation suivante consignée par le docteur Naudé, dans l'encyclopédie médicale, démontrerait que le régime débilitant rendu plus énergique par de fréquentes saignées, serait le traitement le plus propre à combattre cette affreuse maladie.

§ IV

Un médecin, marié à une nymphomane qu'il ne pouvait satisfaire, et forcé par son état de s'absenter fréquemment de la maison, s'était aperçu des nombreuses infidélités de son épouse, sans mot dire. Physiologiquement convaincu de la complète inutilité des reproches et des menaces contre une passion inhérente au tempérament, il imagina le moyen suivant :

Au milieu de la nuit, étant couché avec elle, il se lève en sursaut, crie au *voleur !* se jette sur ses armes, tire deux coups de pistolet, frappe les meubles avec la lame d'un sabre, et porte l'épouvante dans la maison. Cela fait, il se recouche tranquillement, laissant sa femme dans une vive agitation.

Le matin, il hâte son lever, tâte le pouls de sa femme, lui apprend qu'elle est en proie à une fièvre brûlante ; que son état lui paraît des plus dangereux et qu'une abondante saignée devient nécessaire. Aussitôt il lui ouvre la veine ; le soir du même jour et le lendemain il renouvelle la saignée, lui prescrit une diète sévère, administre des purgatifs et la tient au régime débilitant, pendant deux mois entiers.

Ce moyen réussit d'une façon si complète à refroidir les ardeurs utérines, que la pauvre femme, devenue maigre, pâle, anémique et sans forces, n'éprouva plus désormais les violents paroxysmes de la passion, et les feux qui la brûlaient s'éteignirent pour toujours.

Aux grands maux les grands remèdes. Ce fut d'après cet axiome que ce médecin guérit la nymphomane ; mais, il a oublié de nous apprendre si les sources de la vie ne furent point attaquées par cette médication énergique.

Hâtons-nous de quitter un sujet si affligeant, pour disserter sur le mariage, dans le chapitre suivant, et le signaler comme le meilleur moyen de combattre les funestes effets de l'*Aphrodisie morbide*.

CHAPITRE VI

LE MARIAGE — LE CÉLIBAT

Nous pensons, avec tous les philosophes et les physiologistes, que le mariage est l'état le plus favorable à la santé, à la moralité de l'homme et de la femme. Nous pensons aussi que le célibat est une injure faite à la nature et un mensonge à la société, puisque tous les êtres vivants, du plus petit au plus grand, se conjoignent et multiplient. Le seul cas de célibat admissible et réel, se trouve dans l'absence des organes génitaux, ou dans une infirmité équivalente à cette absence.

Les bienfaits du mariage ont été reconnus et signalés par les médecins, philosophes et législateurs de tous les âges.

Socrate disait que le mariage était le devoir de tout bon citoyen envers la patrie.

Plutarque, dans ses *Œuvres morales*, le considère comme un moyen efficace à opposer au dérèglement des mœurs.

J.-J. Rousseau prouve que l'homme a été naturellement créé pour le mariage et que le célibat offense la nature.

Nous dirons à notre tour, que plus l'homme et la femme offrent les attributs complets qui distinguent leur sexe, plus le besoin du mariage se fait vivement sentir ; puisque ce besoin est la conséquence forcée de l'instinct de propagation. — Donc, le mariage doit être considéré comme une des nécessités de l'organisation humaine.

§ I

Observez d'une part ces sexagénaires, pères de famille, frais et dispos encore, et dont plusieurs, après un veuvage, plus ou moins court, se sont remariés pour ne pas se condamner au célibat qu'ils n'auraient pu garder. La loi d'amour qui pousse l'homme vers la femme et celle-ci dans les bras de l'homme émane de la puissance créatrice ; or, enfreindre cette loi est une impiété !

Observez, d'autre part, ces hommes célibataires, à peine âgés de cinquante ans ; ils offrent à l'œil scrutateur des fronts plissés ; des visages soucieux sur lesquels on lit le regret d'avoir été sevrés des tendres caresses d'une épouse ; d'être restés étrangers aux joies de la famille. La jeunesse de cette classe de célibataires s'est écoulée avec des maîtresses, en parties de plaisir ; ils ont épuisé toutes les sensualités de la vie sans éprouver les ravissements du cœur. Chaque fôis qu'ils jettent un regard sur leur jeunesse follement dissipée, les mêmes regrets, toujours plus amers, surgissent dans leur esprit et renouvellent leurs tourments ; ils se repentent de n'avoir point appelé l'hymen à leur secours, lorsqu'il en était temps encore ; aujourd'hui c'est trop tard... Les uns ont sacrifié la famille à leur ambition ; les autres à leur bien-être, à leurs plaisirs égoïstes. Arrivés à l'âge des vieillards, leur châtiment est de vivre et de mourir sans postérité.

Il est un groupe de célibataires qu'il ne faut pas oublier de signaler ; on les désigne sous les noms de *belle fourchette*, gourmets, gourmands. Ce sont, en général, des gens égoïstes, sacrifiant tout à leur estomac ; la cuisine est leur Déesse ; leur ventre est l'autel qui reçoit les offrandes ; ils ont gardé le célibat *fictif* pour ne pas s'embarrasser d'une femme et d'enfants dont l'entretien aurait détourné des sommes destinées à leur Déesse. Ces sectateurs de *Comus* sont ordinairement gras, replets, joufflus, toujours à la recherche de fins déjeuners, de dîners plantureux ; la table est tout pour eux, ils ne reconnaissent pas d'autre amour.

Mais, tôt ou tard, le jour viendra où ils seront punis de leur gourmandise. La hideuse escorte des maladies les attend pour les conduire à la nécropole : — l'obésité, — la podagre, — les rhumatismes, — la privation des mouvements locomoteurs, — l'assoupissement des facultés intellectuelles, — les suffocations, suite d'amas de graisse dans le poumon, — la somnolence insidieuse après le repas, — enfin, l'apoplexie qui paralyse et foudroie !...

Ainsi, meurent les célibataires qui ont préféré les sensualités de la bouche aux honneurs de la paternité.

Cette digression sur le mariage, nous a éloigné de notre sujet ; mais, profondément attristé du nombre, toujours croissant, des mariages volontairement stériles, et des avortements fréquents, pour cacher une faute ou pour ne pas augmenter le nombre des enfants, nous n'avons pu nous empêcher de signaler ce honteux état de choses. D'après de récentes statistiques, les nations Russe et Allemande comptent en moyenne, 4 à 5 enfants par mariage; en France, depuis trente ans, ce chiffre se réduit à 2 au plus; d'où il résulte une diminution notable de la population. Au siècle passé les classes bourgeoises et commerçantes se réjouissaient du nombre de leurs enfants et s'en faisaient honneur; de nos jours c'est le contraire, on se félicite d'en avoir le moins possible, et l'on blâme la classe ouvrière de trop procréer !!... Que penser de cette perversion du sentiment de la paternité ? A quelle cause l'attribuer?... Sans nul doute, c'est à la démoralisation de la société actuelle; c'est à l'invasion du luxe, des modes ridicules, absurdes, à la passion du bien-être et au défaut d'éducation sérieuse.

§ II

Depuis une trentaine d'années, dans notre capitale et les grandes villes qui se modèlent servilement sur elle, s'est déclarée une soif de luxe et de plaisirs mondains qui touche à la frénésie. — Une foule compacte et mélangée se presse aux portes des théâtres, des salles de bals et de concerts; — les buvettes, les cafés luxueux, avec exhibition de chanteuses en toilette, tous les lieux de plaisir se multiplient à effrayer l'homme sérieux sur l'avenir de son pays... — Les riches donnent l'exemple, les pauvres le suivent. — L'éducation des femmes rétrograde au lieu de progresser ; le cagotisme les domine au détriment de la raison ; — plus rien, dans leur esprit, que la vanité de faire étalage de leur toilette prétentieuse et de leurs parures de diamants ; plus rien, que l'incessant désir d'attirer les yeux, de briller, par des coupes de robes extravagantes qui déforment le corps et donnent, à certaines régions, des proportions monstrueuses ; — par des coiffures ridicules qui les enlaidissent au lieu de servir leurs attraits. — Les petites bourgeoises, les femmes d'employés et les ouvrières veulent, coûte que coûte, suivre les modes affichées par les grandes dames, et on les voit balayer les ordures des trottoirs avec leurs robes à *traîne*. N'est-ce pas risible et, mieux dit, pitoyable ?... C'est particulièrement dans une classe qu'on a qualifiée de *demi-monde*, qu'on voit des femmes et des filles, ordinairement fort communes, afficher un luxe effréné aux dépens des fils de familles riches, assez sots pour se laisser *plumer*, qu'on me pardonne cette expression triviale, usitée dans ce monde interlope. Ces *Armides* vénales, altérées d'or et de diamants, à cœur sec et la plupart stériles, sont éminemment démoralisatrices. —

Toutes ces causes réunies ne concourent-elles pas à la dépravation des mœurs, à la diminution des naissances et conséquemment à la dépopulation ?

Assez sur cette question ; nous laissons à d'autres, plus versés que nous dans la science sociale, la tâche de montrer à nu les plaies de notre époque, d'en indiquer le remède et la *prophylaxie*, c'est-à-dire les moyens de les guérir et d'en prévenir le retour.

CHAPITRE VII

RÉSUMÉ CONCIS

SUR LE PHYSIQUE ET LE MORAL DE LA FEMME

La femme, nul ne l'ignore, diffère essentiellement de l'homme au physique et au moral, tous les actes de la vie le témoignent.

Sous le rapport *moral* elle offre plus d'activité de sentiment que d'énergie de volonté. La prédominance du sentiment la rend facile à émouvoir, à passer d'une émotion douce à l'émotion contraire, c'est-à-dire des pleurs au rire, du calme à l'irritation et *vice versa*. Ces changements d'humeur dépendent de l'exquise impressionnabilité de son système nerveux, et des oscillations périodiques de sa constitution. Mais, il faut aussi affirmer que, malgré cette versalité de caractère, elle possède, pour certaines choses, une force de volonté remarquable, et montre, en beaucoup de circonstances, plus de persévérance que l'homme.

L'affectivité étant une des facultés saillantes du sexe féminin, le cœur de la femme est un foyer d'amour, de tendresse et de pitié : — la délicatesse, la bienfaisance et le dévouement composent sa couronne.

La réceptivité, cette faculté que possède la femme, à un haut degré, de recevoir les impressions les plus légères, lui assure les moyens de saisir promptement les faits particuliers, et les délicates nuances des choses qui intéressent le sentiment. Douée de l'esprit d'observation, elle conçoit avec rapidité et juge sainement ; elle fait généralement preuve de sagacité et surtout de prudence pour diriger sa conduite et mettre à profit les circonstances.

Nous n'en finirions pas s'il fallait analyser toutes les qualités morales de la femme civilisée ; nous nous bornerons à celles que nous venons d'énumérer.

Sous le rapport physique, son organisation l'assujettit à des tributs inhérents à son sexe, et développe, en elle, l'instinct maternel dont la puissance domine les autres instincts. La nature en douant la femme d'un appareil sexuel, plus étendu, plus compliqué que celui de l'homme, lui octroya une plus grande force de plasticité. — Dans le travail de la génération, ainsi que nous l'avons déjà fait remarquer, c'est à elle qu'est dévolue la plus grande part ; c'est elle qui présente les connexités les plus intimes avec son fruit ; l'homme ne fait qu'apporter le germe; la femme donne la substance et la plasticité ; c'est elle qui produit l'ovule et nourrit de son sang l'être humain qui lui devra le jour. Le rôle important qu'elle remplit dans la génération, lui a valu la qualification de *Conservatrice de notre espèce.*

SECTION I

DE L'APHRODISIE CHEZ LA FEMME

La disparité qui existe entre les organes génitaux de l'homme et de la femme, devait nécessairement produire une différence tranchée dans les sensations aphrodisiques de l'un et de l'autre sexe ; c'est, en effet, ce qui a lieu : sur ce point l'expérience confirme la théorie.

La femme, en général, c'est-à-dire sauf les exceptions, est d'une organisation plus tranquille que celle de l'homme, sous le rapport de l'amour physique. — Dépourvue des excitants intérieurs que possède l'homme (*le fluide séminal*), sa passion aphrodisique est moins vive, ses désirs moins pressants. Il ne faut pas inférer de cette absence séminale que la femme soit complétement étrangère aux plaisirs de l'amour ; ce serait une erreur : elle éprouve ces plaisirs à sa manière, selon son tempérament et l'organe qui leur donne naissance ; elle les désire même quelquefois, mais la pudeur, inséparable de son sexe, lui fait un devoir de refouler ses désirs, d'être réservée et d'attendre les avances du sexe fort. Dans cette situation elle est sûre de son fait, puisque c'est toujours l'homme qui recherche et brigue ses faveurs. Le but que vise l'homme est toujours la possession ; le but de la femme est de plaire et d'être aimée.

Parmi les filles et les femmes, cédant aux adorations plus ou moins sincères des amoureux, il en est fort peu qui succombent sous l'aiguillon vénérien. La cause de leur faiblesse, en cette circonstance, est l'amour sentimental et non l'amour physique. — Les facultés affectives, très-vivaces dans le cœur féminin (à l'exception des coquettes), jettent souvent un voile sur la raison et disposent à la crédulité ; c'est ce qu'on remarque chez le plus grand nombre des femmes courtisées ; elles sont charmées du séduisant langage de l'homme, prosterné à leurs pieds, et ajoutent foi à leurs serments d'amour. Les attentions, les prévenances, les égards, les petits soins dont elles sont l'objet, gagnent, peu à peu, leur confiance. — Leurs fantaisies, leurs caprices, sont immédiatement satisfaits, leurs ordres exécutés ; leur mauvaise humeur même est supportée sans qu'on laisse échapper une plainte. — En face de tant d'amour, d'abnégation et de constance, la femme vaincue cède, non aux désirs aphrodisiques, mais à la gratitude, à la sympathie, à l'affection qui a envahi son cœur et qui se résume dans l'amour sentimental. Les sens ne comptent que pour bien peu dans cette défaite. Interrogez les jeunes femmes et particulièrement les vieilles? si elles sont sincères, elles vous répondront que les choses se passent ainsi. Cette vérité a pour base l'organisation physique et le caractère du sexe féminin ; croire le contraire serait une erreur.

Les femmes ardentes, obsédées par les désirs vénériens, sont de rares exceptions ; elles obéissent à la puissante impulsion nerveuse, qui partant du cerveau, envahit le système génital qu'elle irrite et congestionne. C'est un état morbide que la médecine a dénommé : — *Névrose-cérébello-génitale.* (Voyez la note explicative I annexée à cet ouvrage.)

§ I

Aux plaisirs accordés à chacun de nos sens, la nature assigna des bornes qu'on ne peut franchir sans, tôt ou tard, en être puni. — Ainsi les excès de table, les débauches de la bouche blasent le palais et produisent l'obésité, lorsqu'elles ne détériorent pas le tube digestif. — Les abus de l'organe de la vision, fatigué par une éclatante lumière, diminuent la force visuelle et peuvent déterminer la cécité. — Les odeurs irritantes, respirées journellement et pendant longtemps, produisent l'*anosmie* ou perte de l'odorat. — Les violentes détonations, les bruits aigus et stridents, peuvent déchirer la membrane du tympan et causer la surdité. — De même les abus, les excès vénériens ruinent le corps, abrutissent l'esprit et conduisent, généralement, l'individu à l'insensibilité ou à la consomption.

Un exemple frappant de cette inévitable conséquence, est offert par Louis XV dans les dernières années de sa vie. — L'insensibilité physique et morale dans laquelle ce prince était tombé à la suite de ses longues débauches, avait tellement refroidi ses sens et glacé son cœur, qu'il put regarder, d'un œil sec et distrait, le convoi funèbre de madame de Pompadour, la plus belle et la plus aimée de ses maîtresses.

SECTION II

DU PLAISIR APHRODISIQUE CHEZ LA FEMME

Il existe une erreur accréditée, parmi les gens du monde, au sujet du plaisir que le rapport conjugal procure à la femme ; beaucoup croient que ce plaisir est des plus vifs et, qu'en général, les femmes sont plus amoureuses que les hommes. Quelques écrivains, trompés, sans doute, par l'apparence, ou qui n'ont eu affaire qu'à des femmes exceptionnelles, c'est-à-dire à *tempérament*, n'ont pas craint de soutenir ce paradoxe ; mais, nous le répétons, quelques-uns seulement, car, tous les physiologistes affirment le contraire.

Parmi les médecins qui ont étudié cette question, nous en citerons deux : le fameux *Broussais* qui fut une célébrité de son époque. Selon cet auteur, les femmes véritablement lascives sont fort rares ; il y a chez elles un libertinage d'imagination qui les pousse à une répétition d'actes sans pouvoir atteindre le degré de plaisir convoité...

L'autre, médecin bien connu par ses travaux scientifiques, s'exprime ainsi :

Malgré la fameuse assertion du devin *Tyré-*

sias[1], et quoi qu'en disent certains de mes confrères, la femme est plus rusée, plus coquette que voluptueuse ; le besoin des jouissances vénériennes n'entre que pour *fort peu* dans son amour. Beaucoup de femmes n'éprouvent aucun plaisir dans les caresses de l'homme, sans pour cela être atteintes d'anaphrodisie ; elles n'en aiment pas moins leurs époux et sont même jalouses de posséder, seules, leur cœur. L'expérience prouve d'une manière irréfragable, qu'elles gardent plus facilement la continence, quoique la continence paraisse leur être plus contraire qu'à l'homme. » *Dictionnaire de médecine usuelle.*

Dr Baude.

Ce jugement d'un savant physiologiste, ne souffre pas d'objection ; il n'infirme pas, non

[1] Voici, en résumé, le jugement de *Tyrésias* rapporté par plusieurs historiens de l'antiquité : Une discussion s'était élevée, dans le ciel païen, sur la question de savoir lequel, du sexe mâle ou du sexe féminin éprouvait le plus de plaisir pendant l'acte génital ? — **Junon** affirmait que c'était l'homme ; **Jupiter** prétendait que c'était la femme. La question restant indécise, l'hermaphrodite *Tyrésias* qui possédait les deux sexes, fut pris pour juge ; — voici sa réponse au maître des dieux :

« Le plaisir a dix degrés, la femme en éprouve neuf. »

Junon, rouge de colère, punit l'indiscret en le rendant aveugle.

La réponse de Tyrésias faisait allusion à la durée de la sensation, beaucoup plus longue chez la femme que chez l'homme.

plus, l'aptitude du sexe féminin aux jouissances vénériennes : mais, ainsi que nous l'avons fait observer, il fournit la preuve qu'on est très-souvent dans l'erreur, lorsqu'on croit que la femme se livre à l'homme dans l'unique but de jouissances physiques ; les désirerait-elle, que la pudeur, si naturelle à son sexe, y mettrait obstacle. — Les femmes mariées sont très-réservées sur ce point ; nous l'avons déjà dit plusieurs fois, ce n'est jamais la femme qui attaque, c'est toujours l'homme, parce qu'il possède les excitants intérieurs, dont celle-ci est dépourvue. — Le mari désire, il veut se satisfaire et, sans s'informer si la femme est bien ou mal disposée, il consomme l'acte... L'épouse reste ordinairement passive pendant cet acte dont l'accomplissement, plus ou moins prompt, a lieu, pour l'homme, avant que l'organe féminin ait répondu à son appel. Voilà pourquoi il n'est pas rare d'entendre beaucoup de maris se plaindre, dans l'intimité, de l'anaphrodisie ou indifférence de leurs épouses. Cette indifférence, dont ils sont cause, amène, dans le ménage, des troubles qui ne se seraient pas déclarés, si l'homme eût été moins ignorant en physiologie féminine.

§ II

Nous avons constaté que les femmes anaphrodites ou indifférentes en amour, malgré l'absence de désirs vénériens, aimaient leurs maris, s'en montraient jalouses et s'affligeaient de leurs fréquentes absences du toit conjugal. Alors, que faire pour s'attacher l'homme qui veut que son plaisir soit partagé? L'anecdote suivante nous l'enseignera.

Une femme intelligente, en pareille occurrence, se mit à réfléchir et fit ce raisonnement que nous rapportons mot à mot :

Mon mari me délaisse pour aller conter fleurette à d'autres femmes, parce qu'il me croit insensible à ses caresses. Est-ce ma faute, si au lieu de tirer mes sens de leur sommeil par des attentions, des prévenances et un langage sympathique, il exige brusquement ce qu'une femme n'accorde qu'à l'amour tendre, aimable, persévérant ? Eh bien ! puisqu'il en est ainsi, agissons de ruse et simulons le plaisir... De ce moment, tout à fait décidée à jouer son rôle, elle n'attend plus que l'occasion favorable.

Le jour arrive où le mari éprouve une vélléité de se rapprocher de sa femme... Celle-ci, indifférente, comme d'habitude, se prête à son caprice... Lorsque, soudain, elle tressaille, pousse un long soupir et s'évanouit dans les bras de son époux...

Muet d'étonnement à la vue de sa femme ainsi pâmée, le mari craint une indisposition subite... et s'empresse de l'interroger, en se servant des mots les plus doux.

La femme lève sur lui ses yeux à demi-voilés et laisse échapper un soupir...

Il lui presse la main dans les siennes et d'une voix émue : — Ma bonne amie, quelle est la cause de ton indisposition subite ? — où souffres-tu ? Faut-il envoyer quérir le médecin ?

Elle lui répond négativement en secouant la tête, puis, lui passant ses bras autour du cou :

— Ah ! mon ami, quel bonheur !... Ne me délaisse plus ; sois toujours aussi bon, aussi aimable qu'en ce moment...

Ces paroles arrivent aux oreilles étonnées du mari comme une mélodie ravissante, inconnue depuis longtemps, et pénètrent son cœur... Stupéfait, charmé de cette heureuse métamorphose, il croit posséder désormais une femme sensible à ses caresses ; il l'enlace de ses bras, la presse contre sa poitrine et lui renouvelle les serments d'amour qu'il lui fit avant le mariage.

— Si ton serment est sincère, si tu m'aimes comme tu m'as aimée et comme je t'aime encore, j'en remercie le ciel ! je suis la plus heureuse des femmes... et elle accompagne ses paroles de séduisantes minauderies auxquelles l'homme ne peut résister.

§ III

A la suite de cette scène parfaitement jouée, l'époux enchanté d'avoir réveillé les sens assoupis de sa compagne, se promet, néanmoins, d'expérimenter de nouveau, pour s'assurer si des feux aussi rapidement allumés, ne sont point éphémères. — De son côté, l'épouse, toujours plus rusée, plus maîtresse de ses actions que le sexe fort, se recueille et fait les réflexions suivantes :

Ces messieurs les maris ont des besoins que nous n'avons pas, et vite, vite ! il faut les satisfaire ou essuyer leur mauvaise humeur ; ils ne s'informent point si nous sommes bien ou mal disposées à leur accorder ce qu'ils demandent. Un refus les indispose ; ils nous traitent d'indifférentes, de froides à glace, d'*anaphrodites !* Beaucoup se fâchent et exigent... — D'autres, moins bourrus, vous tournent les talons et partent en vous lançant un sarcasme. — Le plus petit nombre se résigne, sans donner signe de désappointement : ceux-là on les nomme les moutons ; leurs femmes, d'après le dicton populaire, *portent la culotte ;* leur nombre est très-restreint. Ce qui fait trois catégories de mariages.

1° Les femmes mariées aux hommes de la première catégorie sont généralement victimes ou *autoritaires*. — Victimes, elles doivent obéir et se résigner ; — *autoritaires*, elles commandent !... Ces dernières vivent dans les hautes sphères de la société où une foule de choses sont permises.

2° Dans la seconde catégorie, à laquelle j'appartiens (la bourgeoisie aisée), les hommes font généralement bon ménage, du moins en apparence ; ils aiment leurs femmes, leurs enfants ; mais, ils sont affligés de nombreux défauts, fort peu agréables pour leur moitié : — ils sont parcimonieux dans leur intérieur et prodigues au dehors ; ils refusent, parfois, le nécessaire en toilettes et dépensent beaucoup trop dans leurs cercles, cafés et autres lieux de réunion. — On en rencontre qui ont le défaut capital d'être jaloux !... alors, ce sont des scènes violentes, des emportements jusqu'à la fureur ! Quelquefois des sévices... qui sont la dégradation de l'homme... Frapper un être faible qui n'a point la force à opposer à la force est une lâcheté... Lorsque le mariage est indissoluble, comme en France, que ce soit l'homme entaché de jalousie ou que ce soit la femme, le mariage est un enfer.

On se plaît à répéter dans la société dés hommes, que la femme est un tissu de caprices : le matin elle veut ceci ; le soir elle veut cela ; — le lendemain c'est autre chose ; souvent même elle ne sait pas ce qu'elle veut... — Ce sont les hommes qui disent cela. — Mais les hommes n'ont-ils pas aussi leurs caprices ? Nous en savons long sur ce chapitre, nous autres femmes. Ne voit-on pas beaucoup de maris qui trouvent leurs femmes trop coquettes, trop légères, tandis que d'autres trouvent les leurs trop sérieuses, trop négligées dans leurs vêtements. — Ceux-ci reprochent à leurs femmes d'être trop amoureuses, c'est le plus petit nombre. — Ceux-là se plaignent de leur indifférence, de leur froideur ; c'est le plus grand nombre. — Supposons qu'un échange de femmes pût se faire entre ceux-ci et ceux-là ; on ne tarderait pas longtemps à les entendre recommencer leurs reproches et leurs plaintes, en sens inverse. N'est-ce point là un genre de caprice ?... C'est le cas de mon cher époux qui ne rêve que femme amoureuse, et me reproche sans cesse mon indifférence ; nous verrons bien si la petite ruse que je viens d'employer nous sera profitable à tous deux.

3° Je ne dirai que peu de mots sur la troisième catégorie, composée en grande partie de braves gens, mais sans éducation, grossiers, parfois brutaux et n'ayant point pour la femme, les égards, les prévenances, les attentions délicates qu'elle exige. — La *Gazette des tribunaux* nous apprend trop souvent, hélas ! que c'est dans cette catégorie qu'on rencontre les instincts sauvages, les emportements, les brutalités inouïes et les vengeances terribles... l'assassinat !

Ainsi raisonnait cette femme intelligente, et son raisonnement ne manquait pas de justesse ; puis elle ajouta :

Si le moyen dont je viens de faire l'essai est bon, pourquoi ne le ferais-je pas connaître aux femmes indifférentes de ma catégorie? Non-seulement ce moyen est inoffensif et ne lèse les intérêts d'aucuns ! il est encore d'une utilité incontestable, puisqu'il rattache à leurs chaînes les époux volages. (Voyez pour plus de détails la *Philosophie du mariage* , 160° édit.).

CHAPITRE VIII

DES TEMPÉRAMENTS

SOUS LE RAPPORT DE L'INFLUENCE QU'ILS EXERCENT SUR LE SYSTÈME GÉNITAL

Les physiologistes admettent quatre tempéraments : le *sanguin,* — le *bilieux*, — le *lymphatique*, — et le *nerveux*. Cette division est basée sur la *prédominance* de tel système ou appareil d'organes, sur les autres systèmes de l'économie humaine; exemples : — La prédominance du système artériel constitue le tempérament *sanguin;* la prédominance du foie et du système veineux caractérise le tempérament *bilieux;* — dans le tempérament *lymphatique*, c'est la lymphe qui domine les autres systèmes; — chez le *nerveux*, ce sont les nerfs.

L'étude des tempéraments et de leurs nuances serait des plus utiles aux jeunes époux, puisque le caractère et les penchants sont sous la dépendance du tempérament. Cette étude les prémunirait contre une foule de déceptions et de chagrins qui, trop souvent, hélas! troublent le bonheur dont ils jouissent. Au lieu de lire des romans qui gâtent plutôt l'esprit qu'ils ne le forment, et qui faussent le jugement au lieu de le servir, les gens du monde, hommes et femmes, feraient beaucoup mieux de lire un abrégé de physiologie à leur usage, afin de se familiariser avec les signes distinctifs des tempéraments. Cette étude leur serait profitable ; le lecteur en jugera dans les pages suivantes, qu'il fera bien de graver dans sa mémoire.

§ I

Tempérament sanguin. — Les sujets appartenant à ce tempérament ont la peau blanche, le visage coloré, les yeux bruns, le système pileux châtain foncé, ou d'un beau noir bleu. — Les chairs sont fermes et les muscles fortement accusés chez certains d'entre eux ; ces derniers signes constituent le tempérament athlétique. — Ils sont d'un caractère gai, liant, aimable ; ils recherchent tous les plaisirs qui flattent les sens : les femmes, les parties de plaisir et la table étendent sur eux leur despotique empire. Les feux dont l'amour les embrase, s'éteignent aussi facilement qu'ils se sont allumés, et ne laissent que des cendres au fond du cœur. — L'homme sanguin s'échappe souvent des filets de l'amour pour voler au banquet de *Comus*... L'inconstance, la légèreté, la variété dans les plaisirs sont, pour lui, un besoin naturel; il est volage... mais il est bon, généreux, sensible, compatissant aux chagrins causés par son inconstance, et promet toujours de se corriger ?...

CONSEILS AUX FEMMES MARIÉES

Cette esquisse du tempérament sanguin doit diriger la conduite journalière de la femme mariée à un homme de ce tempérament.

Premier point. — Si, pour son malheur, l'épouse était atteinte du défaut de jalousie, elle doit combattre, de toute la puissance de la volonté, ce défaut capital. — L'époux volage qui est sans cesse épié, suivi, tourmenté, finit par s'impatienter, s'aigrir et déserter la maison. — Le plus sûr moyen de ramener, près de sa femme, l'homme à conduite légère, est de ne jamais commettre l'indiscrétion de lui demander où il va, d'où il vient, ce qu'il a fait... — C'est d'être gracieuse, prévenante et même caressante, s'il est possible ; ne point perdre patience et persévérer dans cette louable conduite, qui réussit ordinairement à ramener le volage à ses devoirs.

Second point. — Si l'époux sanguin est vif, emporté ; on lui oppose le calme, la douceur ; jamais de reproches, ni de paroles blessantes, car, de l'emportement à la colère, il n'y a qu'un pas et ce pas franchi, l'homme devient brutal. — S'il aime à festiner, on le tient doucement en bride ; est-il rétif ? On la lui lâche un peu, de temps à autre, pour ne pas l'irriter ; on lui donne des raisons plausibles de santé, d'intérêts de famille, de besoins d'intérieur qu'une gêne momentanée empêche de satisfaire ; on fait ressortir l'isolement dans lequel on laisse sa petite femme qui s'ennuie, à mourir, de l'absence trop fréquente de son cher époux, qu'elle adore toujours : on le flatte, on le dorlotte, on l'attaque par son côté faible, l'amour-propre... s'il restait insensible à ce petit manège, ce qui est rare, on pousserait un long soupir, on laisserait tomber une larme... — L'homme à tempérament sanguin est bon, sensible ; à la vue de cette larme et de ce chagrin, il s'émeut, se reproche sa conduite et se jette dans les bras ouverts de sa femme, lui promettant de se corriger à l'avenir.

§ II

Tempérament bilieux. — Le foie qui sécrète abondamment la bile, prédomine, ici, sur les autres systèmes ; c'est pourquoi le fond de la peau du sujet bilieux est brun jaunâtre ; son teint pâle ou peu coloré ; — ses yeux sont plus ou moins noirs et brillants ; le regard est vif, l'embonpoint médiocre ; — les cheveux et poils sont rudes, abondants et très-noirs. — Les gestes et mouvements sont prompts, quelquefois brusques, saccadés. — Caractère violent, opiniâtre ; passions ardentes, surtout celles de l'amour et de l'ambition. — Les *bilieux nerveux* se font remarquer par leurs impressions et sensations aussi vives que profondes ; — ils sont emportés, jaloux ; aiment avec transport, et haïssent de même. — L'amour de la femme tient une grande place dans leur existence, cette passion, chez eux, atteint son apogée ; le culte de Vénus n'a pas de plus fervents sectateurs. — Si les hommes de ce tempérament sont emportés, jaloux, vindicatifs, en compensation de ces défauts, ils manifestent, à l'occasion, de nobles et beaux sentiments ; ils sont susceptibles d'un repentir sincère, d'un dévouement sans bornes et de grands sacrifices.

CONSEILS

La femme mariée à un homme de ce tempérament, ne doit jamais le contrarier ni le brusquer, puisqu'il est d'un caractère violent et très. impressionnable. Aux heures où elle le voit gai, triste, pensif, concentré en lui-même, ouvert et communicatif, elle doit se mettre à l'unisson de son moral, pour lui donner la preuve qu'elle comprend et partage ses joies et ses peines. — *Chose essentielle :* elle évitera toutes les circonstances qui pourraient exciter sa jalousie, car il est très-chatouilleux sur ce point... — Exempt de légèreté, d'inconstance, l'homme bilieux aime sincèrement sa femme ; il concentre en elle toutes ses affections, tous ses besoins, mais exige d'elle une complète réciprocité. — L'épouse ne doit jamais oublier que le bilieux est, par son tempérament, atteint de jalousie, qu'il peut se porter à des extrémités regrettables envers la femme qui le trompe ; rien ne lui coûte pour se venger d'une infidélité ; le châtiment suit de près le flagrant délit... De temps à autre les gazettes judiciaires rapportent de terribles vengeances causées par l'adultère ; — les coupables appartiennent presque toujours au tempérament bilieux ou à ses nuances.

§ III

Tempérament lymphatique. — On le distingue des tempéraments qui précèdent, aux signes suivants : — Peau très-blanche, colorée en rose aux joues ; — cheveux et poils blonds, châtain très-clair, ou légèrement roux ; —chairs molles, tissu graisseux abondant, formes empâtées ; les glandes mammaires très-développées chez la femme, quelquefois énormes et manquant de la fermeté nécessaire pour conserver leur situation normale. Les yeux sont bleus ou gris blanc, les lèvres grosses, bouche bien fendue, membres arrondis, potelés ; mouvements paresseux ; parole lente ; esprit calme ; absence de toute passion violente ; lenteur physique et morale. De cette lenteur en toutes choses est venu ce proverbe : — Si le tempérament lymphatique est exempt de passions violentes, s'il ignore les voluptés de l'amour, comme compensation il reste étranger à ses emportements, à ses chagrins souvent mortels.

La femme **anaphrodisique** (*froide*), mariée à un homme lymphatique se trouve naturellement heureuse dans ses rapports conjugaux, assez rares. Quoique les désirs vénériens ne soient pas éteints, chez l'homme lymphatique pur, c'est-à-dire gonflé de lymphe, il oublie souvent de sacrifier sur l'autel de l'hymen, et ses sacrifices se ressentent de sa lenteur. L'épouse indifférente peut donc goûter, à son aise, les douceurs du repos des sens.

Mais, il n'en est pas de même pour la femme aphodisique (*ardente*) que des considérations intéressées, ont jetée dans les bras d'un homme lymphatique. Cette malheureuse que sa constitution porte irrésistiblement à l'amour physique, languit, se désespère, maudit le mariage *à vie* [1] et quelquefois fait des sottises... Nous donnerons, plus loin, à l'article *ardeurs génitales* les moyens rationnels à opposer à cette manifestation utérine, dont le développement constitue une grave maladie.

§ IV

Tempérament nerveux. — Rigoureusement parlant, ce tempérament n'en est pas un;

[1] *Les Nœuds indissolubles*, ouvrage où sont exposées les cruelles déceptions de l'homme et de la femme enchaînés, *à vie*, par le mariage. Les tableaux émouvants de deux unions antipathiques impressionnent le lecteur, et le poussent à désirer la moralisation du mariage, en rendant à la France la loi sur le divorce.

on le considère aujourd'hui comme une modification nerveuse des autres tempéraments définis, dont la conséquence est une sensibilité excessive. Cet excès de sensibilité peut, la cause agissant, se manifester dans les trois tempéraments dont nous avons donné la description. Plusieurs médecins modernes pensent même que le tempérament nerveux n'est, dans toute l'acception du mot, que le début, le premier degré d'une affection nerveuse, d'une *névrose cérébrale;* et ils concluent que les tempéraments sanguins et bilieux peuvent passer à la forme nerveuse ; plus rarement le tempérament lymphatique ; d'où la dénomination sanguin-nerveux, bilieux-nerveux.

Les signes auxquels on reconnaît le tempérament nerveux sont : — visage blême ou très-peu coloré, mais s'animant à la plus légère émotion ; — corps fluet, élancé ; — cheveux châtain clair, poils rares ; — mouvements prompts, quelquefois brusques ; — pouls fréquent, souvent irrégulier. — Appétit, insatiable aujourd'hui, et presque nul demain, selon sa situation morale ; — nutrition déréglée, imparfaite, cause de sa maigreur. — Prédisposition aux spasmes, aux maux de nerfs. Vie affective agitée, grande facilité à aimer ou à haïr. — Émotions et sensations très-vives ; esprit lucide, une riche imagination s'égarant, parfois, au séjour des chimères. — Le sujet nerveux, au second degré, est souvent bizarre, excentrique dans ses goûts ; il est méfiant, concentré, rancuneux, vindicatif!... mais il rachète ces défauts par des actes de générosité et de dévouement spontanés.

Les hommes et les femmes de ce tempérament sont d'une susceptibilité excessive dans leurs rapports sociaux ; souvent une plaisanterie les choque ; la moindre contrariété les agace, les aigrit ; la plus courtoise discussion leur paraît une offense... ils sont, en général, d'un commerce difficile. — Lorsque le milieu dans lequel ils vivent, leurs travaux, leur régime alimentaire et leur conduite n'apportent pas un changement d'humeur, une modification dans leur système nerveux, ils passent, peu à peu, les sujets bilieux particulièrement, à la forme que les anciens avaient dénommée *tempérament mélancolique*. J.-J. Rousseau, l'auteur d'ÉMILE *ou l'éducation*, en est un exemple frappant.

CONSEILS HYGIÉNIQUES, S'ADRESSANT A L'HOMME

Le sujet nerveux et surtout le bilieux-nerveux exige une conduite et des soins spéciaux ; beaucoup plus impressionnable que les autres tempéraments, le bilieux-nerveux doit écarter de sa sphère d'action tout ce qui peut accroître son excitabilité physique et morale. Un mélange d'aliments féculents et sucrés, des viandes blanches rôties, du laitage, etc. de l'eau pure ou faiblement rougie de vin composeront sa nourriture. — Les exercices physiques lui sont nécessaires; mais sans être poussés jusqu'à la fatigue ; les travaux de tête, longtemps soutenus, lui sont défendus, pour ne pas exciter son cerveau déjà si irritable. — La vie de la campagne, les promenades du matin, les voyages et toutes les distractions agréables lui sont salutaires. *Recommandation essentielle :* — il apportera la plus grande réserve dans les plaisirs aphrodisiques, plus il est porté vers la femme et plus il doit réfréner ce penchant. La violence de ses désirs doit être sans cesse combattue par une énergique volonté ; il ne cédera qu'au besoin le plus pressant; la raison de ce conseil est celle-ci: — l'ébranlement nerveux produit par ces plaisirs, retentit plus violemment sur les organisations nerveuses que sur les autres tempéraments, et cet ébranlement, souvent répété, userait en peu de temps les ressorts de son économie et le plongerait dans l'épuisement.

CONSEILS A L'ÉPOUSE

La femme de l'homme nerveux, au premier et surtout au deuxième degré, ne saurait trop baser sa conduite journalière sur les signes plus ou moins apparents de l'état physique et moral de son mari, sujet à de nombreuses irrégularités de caractère. — Lorsqu'il est gai ou triste, — elle partagera sa joie ou sa tristesse ; — s'il est pensif, muet, — elle gardera le silence. — Lorsqu'il sera boudeur, maussade, colère ; — loin de l'imiter, elle se montrera patiente, aimable, résignée et s'efforcera de le calmer. — Elle ne le contrariera jamais ; elle respectera ses manies et la bizarrerie de son caractère. — A ses rebuffades elle opposera le calme sans affectation. — Est-il amoureux? demande-t-il des caresses? — elle lui accordera ce qu'il désire — et, s'il lui est agréable que son plaisir soit partagé, elle lui donnera cette satisfaction vraie ou simulée... — Ce conseil n'est point une plaisanterie, car beaucoup de maris se plaignent plutôt de l'anaphrodisie de leurs femmes que de leurs désirs amoureux. En un mot, elle s'ingéniera à lui ôter tout prétexte d'irritation, de mauvaise humeur, d'indifférence ou de bouderie.

L'épouse qui se conduirait de la sorte envers

son mari, fût-il du caractère le plus difficile, non-seulement trouverait la paix dans son intérieur, mais elle goûterait la noble satisfaction d'un devoir accompli, à moins qu'elle n'eût affaire à une brute... Alors le divorce dont la nécessité se fait sentir tous les jours, rendrait la liberté à une victime des *nœuds indissolubles*. (Voyez cet ouvrage).

Plus d'une lectrice objectera, d'un ton moqueur : — « Mais une femme qui tiendrait cette conduite, qui se plierait à tous les caprices de l'homme, qui se soumettrait à ses volontés tyranniques, ne serait qu'une sotte, une femme sans énergie, moins qu'une esclave. »

Non, cent fois non! Mesdames, et permettez-moi de vous dire que cette épouse serait une femme de cœur, d'esprit, de bon sens et d'un courage admirable. De telles femmes sont assez rares, il est vrai ; néanmoins elles existent ; ces femmes-là finissent toujours par s'attacher l'homme, le redresser de ses défauts, le gouverner, se rendre indispensables, et, en dernier lieu, finissent par le dominer. Nous dirons aux femmes incrédules : ayez le courage d'user de ce moyen et vous bénéficierez de ses heureux résultats.

SECTION II

CONSEILS GÉNÉRAUX AUX MARIS

Messieurs les hommes, veuillez vous donner la peine d'étudier la femme dans son organisation physique et morale ; veuillez l'envisager sur toutes les faces, et vous acquerrez la certitude qu'elle remplit sur notre globe un rôle au moins aussi important que le vôtre.

D'abord, l'homme comme individu est incomplet ; la femme est nécessaire pour le compléter ; c'est pourquoi un instinct puissant l'attire à elle ; — leur union s'effectue, — la famille naît de cette union ; — ensuite, vient l'agglomération des familles qui constitue la société, les nations.

L'épouse donne à son mari des enfants qu'elle élève, soigne et entoure de sa constante sollicitude.

C'est elle qui dirige la maison, y établit l'ordre et l'économie, qui veille à tous les besoins et les satisfait.

C'est elle qui fait les honneurs du foyer avec

une grâce, une aisance, une amabilité particulières à son sexe.

C'est elle, enfin, qui rend l'homme doublement heureux au physique et au moral, par ses éminentes qualités d'épouse et de mère.

Une telle femme, messieurs les hommes, ne mérite-t-elle pas vos affections les plus vives, vos égards, votre respect? Et pourtant hélas! combien, parmi vous, ne tiennent aucun compte de ces éminentes qualités qui sont la richesse et le bonheur de la famille; combien ne savent pas les apprécier à leur juste valeur! Combien d'épouses trop résignées, trop discrètes, dévorent, en silence, les torts de vos froideurs, et de votre abandon... Quelquefois de vos emportements! Et vous voulez, Messieurs, qu'on vous choie, qu'on vous aime? Qu'on vous caresse... Vous qui passez vos journées, hors du toit conjugal, en parties de plaisir; qui oubliez votre épouse, la mère de vos enfants, pour... une maîtresse peut-être!... Ignorez-vous que l'organisation féminine délicate, nerveuse est d'une susceptibilité extrême... Qu'elle exige de doux sourires accompagnés de caresses vraies et non fardées? Ignorez-vous que la femme vit de sentiment et d'amour? Ne craignez-vous pas que, fatiguée de vos manques d'égards,irritée de vos absences et de l'oubli de vos devoirs d'homme marié, l'idée ne lui vienne de se venger à sa manière?... Et si elle met à exécution cette idée, à qui la faute? Voyons, Messieurs les maris, soyez logiques; vous voulez qu'on vous aime, qu'on vous soit fidèle; commencez donc par donner l'exemple, et soyez persuadés qu'on le suivra.— La femme est naturellement reconnaissante; elle n'oublie pas plus un bienfait qu'un méfait; une attention délicate qu'une injure; de plus, elle est généreuse, libérale jusqu'à la prodigalité; si vous lui donnez un, elle vous rendra deux, trois même, tant son cœur est riche en reconnaissance. — Cela dit, nous reproduisons ici les utiles préceptes suivants, consignés dans la *Philosophie du mariage*, et dont plus d'un lecteur pourra faire son profit!

SECTION III

MOYENS FACILES DE S'ATTACHER SA FEMME ET DE S'EN FAIRE AIMER [1]

Homme qui désirez vivre heureux avec votre

[1] Quelques personnes accuseront l'auteur de se répéter dans plusieurs ouvrages; mais, quand il n'y a pas moyen de dire autrement, quand ces répétitions ont un but d'utilité incontestable, nous croyons bien faire en les reproduisant, afin de les porter à la connaissance des personnes qui n'ont point lu les autres ouvrages cités.

épouse, n'oubliez pas que le mariage est comme l'arbre du bien et du mal ; sa culture pratiquée d'une façon intelligente donne les plus doux fruits ; tandis qu'elle produit des fruits amers lorsqu'elle est négligée ou mal dirigée.

L'amabilité, les prévenances, les flatteries, le dévouement éphémère peuvent suffire, en amour ; mais pour être heureux, en mariage, il faut une affection profonde, constante et le sentiment du devoir mis en pratique.

Appliquez-vous à étudier le caractère et les penchants de votre épouse ; cultivez ses sympathies, développez ses sentiments et sachez mettre en harmonie ses goûts avec les vôtres ou vos goûts avec les siens.

Ayez pour elle toutes les attentions, tous les égards et ménagements que réclame son sexe.

Il est des jours où la femme se montre capricieuse, irritable sans savoir pourquoi ; un geste, un mot exalte sa sensibilité et lui porte sur les nerfs ; elle vous bouderait pour la plus mince chose. Respectez ces petits caprices inhérents à son état momentané ; passez-lui ces fantaisies qui n'ont rien de nuisible ; elle vous en tiendra compte.

N'exigez point trop de votre femme et sachez lui accorder ce qui est raisonnable.

Soyez indulgent pour ses menus défauts; vos propres défauts vous font une loi de cette indulgence.

Le mari doit commencer par se corriger de ses défauts, s'il veut réformer ceux de sa femme; c'est au chef de la famille à donner l'exemple.

Soyez toujours modeste avec votre épouse, ne l'accablez jamais de votre prétendue supériorité; écoutez avec bienveillance ses avis, s'il lui arrive de vous en donner, fussent-ils de peu de valeur; vos attentions lui sont agréables, le plus léger dédain, au contraire, pique au vif le cœur d'une femme et, de cette piqûre, peut sortir une vengeance.

Arrière ces gros mots qui humilient, ces expressions basses et triviales qui font rougir la pudeur! arrière ces paroles mordantes, acérées qui blessent l'amour-propre et font naître des inimitiés fort difficiles à effacer! Le proverbe dit qu'une femme blessée dans son amour-propre ne pardonne jamais. Cette vérité devrait faire réfléchir les hommes qui se laissent aller à des emportements, à des outrages.

N'habituez votre femme qu'à des plaisirs simples et naturels; car il en est pour les plaisirs de même que pour les aliments, les plus simples sont ceux dont on se dégoûte le moins.

N'oubliez pas que le plaisir est une fleur fragile qui demande à être délicatement cueillie, c'est un parfum enivrant qu'on ne doit respirer que légèrement, parce que l'ivresse use les facultés sensitives et conduit à la satiété.

Ne montrez jamais d'indifférence à recevoir les caresses de votre épouse; rendez-les lui toujours plus affectueuses et plus tendres, elle vous adorera. — Évitez toutes les occasions qui pourraient ébranler sa vertu.

Ne soyez jamais brutal, grossier, maussade ou tracassier; jamais, au grand jamais jaloux!... Si par une fatale circonstance, le soupçon venait à se glisser dans votre cœur, rappelez-vous que la jalousie est plus aveugle que l'amour, plus noire que les ténèbres, plus dévorante que le poison!...

Si vos craintes vous paraissent fondées, prenez de fort discrètes précautions, sans les pousser trop loin; car, le soupçon est souvent cause d'une infidélité.

L'oisiveté est la mère des vices; ayez soin de ne jamais laisser votre épouse oisive; le grand moyen de s'opposer à l'oisiveté est de diriger son esprit vers les occupations qui lui sont agréables.

Préservez rigoureusement votre épouse de la société de ces femmes du monde surannées qui, à leurs grands regrets ne trouvant plus d'adorateurs, se jettent dans la bigoterie et passent leurs journées oisives à médire de leur prochain. Rien n'est plus dangereux pour la paix d'un ménage que la société de ces sortes de femmes dont la langue envenimée distille la calomnie, le pire des poisons.

Pendant ces jours, assez rares, dans la classe bien élevée, où un léger orage éclate sur le domaine du mariage, ô maris ! conduisez-vous de façon que votre femme n'éprouve jamais le besoin de confier ses peines à un intime. Si c'est à une amie qu'elle les confie, il est plus que probable que cette amie lui donnera de mauvais conseils. Si c'est un ami qu'elle prend pour confident, vous pouvez être sûr qu'il sera un jour son amant, s'il ne l'est déjà.

Les confidents d'ordinaire,
Ne travaillent que pour eux.

Si l'époux a rigoureusement suivi les conseils que nous donnons, et qu'ils soient restés stériles; il a malheureusement semé sur le rocher ; tout espoir de réussite est à jamais perdu ; il y a antipathie profonde, aversion inébranlable de la femme pour son mari ; la séparation devient une nécessité.

Nous ferons observer, que ces cas ne se présentent que rarement, et de loin en loin, à cause de la constitution de la femme dont les penchants, les plus en relief, sont la *philogéniture* (l'amour des enfants), et le *familisme* ou l'instinct de la famille. C'est toujours parmi les femmes à qui ces penchants font défaut, qu'on rencontre les coquettes dangereuses, les fanatiques, les entêtées et les mégères. L'homme que sa mauvaise étoile a poussé dans les bras d'une de ces femmes n'a plus qu'une unique ressource : le ***Divorce.***

SECTION IV

APPENDICE AU CHAPITRE PRÉCÉDENT

AUTRES MOYENS D'ÊTRE HEUREUX EN MARIAGE, S'ADRESSANT AUX FEMMES

Comme appendice aux conseils qu'on vient de lire, nous analyserons les enseignements donnés par un philosophe du siècle dernier, sur la conduite que devrait tenir la femme mariée, pour être heureuse et respectée. Nous nous abstenons de tout commentaire, laissant au lecteur le soin de juger.

Un écrivain aussi fécond que profond penseur, et d'une riche imagination, a traité, à son point de vue philosophique, la question du bonheur dans le mariage. Son ouvrage (*Le Code du Bonheur*) renferme de très-belles choses, — des aperçus originaux, — des maximes dignes des sages de la Grèce ancienne ; mais, ces enseignements, en dehors de nos mœurs, ne s'adressent qu'aux esprits d'élite, aux natures privilégiées et ne sauraient être suivis par les masses égoïstes de notre époque.

Le mariage, dit-il, est la pierre angulaire de l'édifice social ; il établit un lien entre les procréateurs et les procréés ; il resserre les nœuds de la famille et fait régner l'harmonie dans les États.

Lorsque le contrat conjugal a été dressé par le cœur, avant d'être signé par la main, on ne perd pas le titre d'amant en prenant celui d'époux. Le grand art du bonhenr conjugal est de conserver ce titre, le plus longtemps possible ; et, pour cela, il est nécessaire que la femme oppose une certaine résistance à la passion sensuelle de son mari. Cette résistance légitime d'un sexe qui n'a de force que dans sa faiblesse et ses grâces, doit s'exercer aussitôt que le con trat est signé. L'homme, dès la première nuit de ses noces, sachant qu'il n'a besoin, pour être heureux,que d'user de son pouvoir,ne songe plus à en acheter le droit par ces aménités de langage, ces doux serments qui plaisent tant à la femme ; aujourd'hui, il est le maître de par la loi ! S'il n'a point la sagesse de modérer l'instinct procréateur, il dégrade le sentiment, éteint le désir sans lequel point de vraies jouissances.

C'est pour s'être abandonnées, sans résistance, pendant les premières nuits de leur mariage, que beaucoup de femmes timides, ingénues ont perdu le droit de se refuser, dans la suite, aux exigences de leurs époux. — Peu de nuits suffisent à l'homme érotique pour contenter son appétit grossier. Plus tard, lorsque la curiosité des sens est satisfaite, ses désirs deviennent rares, languissent... Alors, pour raviver leurs sens blasés, beaucoup d'hommes préfèrent les agaceries d'une maîtresse à la vertu de leurs épouses.

Chez tous les peuples de la terre, le sexe le plus fort s'est arrogé le droit de commander au sexe le plus faible. Chez les nations européennes, malgré la civilisation, l'homme tient toujours la femme sous sa tutelle ; les lois qu'il a fabriquées, à son avantage, exigent de la jeune mariée, le serment d'obéissance à son mari et mieux dit à son maître. La femme n'est plus esclave comme autrefois; mais, elle n'est pas encore affranchie et ne le sera jamais peut-être ?...

Cette domination du sexe fort sur le faible, semble si naturelle, qu'un de nos plus grands philosophes du XVIIIe siècle, J.-J. Rousseau, a écrit dans son *Émile :*

« O Sophie ! en devenant votre époux, ÉMILE est devenu votre maître ; c'est à vous d'obéir, ainsi l'a voulu la nature. Quand la femme ressemble à Sophie, il est pourtant bon que l'homme soit conduit par elle ; c'est encore une loi de la nature ; et c'est pour vous rendre autant d'autorité sur son cœur, que son sexe lui en donne sur votre personne, que je vous ai fait l'arbitre de ses plaisirs.

» Pour régner sur lui, sachez régner sur vous... Cet art difficile n'est pas au-dessus de votre courage, c'est ainsi que vous pouvez le rappeler à la sagesse quand il s'égare, et le ramener par une tendre persuasion ; vous rendre utile ; employer la coquetterie aux intérêts de la vertu et l'amour au profit de la raison.

» Ne croyez pas, avec tout cela, que cet art même puisse vous servir toujours ; quelques précautions qu'on puisse prendre, la jouissance use les plaisirs et l'amour avant tous les autres. Mais, quand l'amour a duré longtemps, une douce habitude en remplit le vide, et l'attrait de la confiance succède aux transports de la passion... Devenez alors tellement sa moitié qu'il ne puisse se passer de vous, et que sitôt qu'il vous quitte, il se sente loin de lui-même. Vous qui fîtes si bien régner les charmes de la vie domestique, dans la maison paternelle, faites-les régner aussi dans la vôtre. Tout homme qui se plaît dans sa maison aime sa femme... Souvenez-vous que si votre époux vit heureux chez lui, vous serez une femme heureuse. » (*Émile*, livre V.)

Émile est devenu votre maître, c'est à vous d'obéir. — N'est-ce pas un peu raide pour la femme qui se sent supérieure à son mari, par l'intelligence ? Loin d'admettre ce dogme, plus d'une femme se récrie contre la tyrannie du sexe fort sur le faible. Mais, quelque dure que soit la loi en vigueur, en existe-il une autre qui puisse mieux établir l'harmonie au sein des familles ? Alors, que les femmes se hâtent de la formuler et aussitôt on l'adoptera au contrat de mariage.

Il est évident que, dans toute économie privée ou politique, lorsque l'harmonie ne peut se rétablir par la raison, il n'y a d'autre moyen que la force pour arriver au but. — Au reste, il est un moyen de ne léser ni l'un ni l'autre des parties intéressées dans le gouvernement du mariage : — c'est au sexe le plus faible d'avoir le talent de faire oublier à l'autre qu'il est le sexe le plus fort. Bon nombre de femmes intelligentes emploient ce moyen qui leur réussit toujours. Les femmes devraient donc suivre cet exemple et, bien certainement, obtiendraient le même résultat, à moins que l'époux ne fût qu'un être tout à fait matériel, une brute... Alors, le divorce devient une nécessité pour arracher au tyran sa victime.

Les ardentes aspirations d'un sexe vers l'autre au sortir de l'adolescence sont toujours à craindre, surtout chez les tempéraments sanguins et nerveux, parce qu'à cet âge l'imagination exaltée domine les autres facultés du cerveau, et s'oppose au développement de la raison. Les parents commettent une énorme imprudence en autorisant le mariage en pareille circonstance. Le paroxysme de l'amour ne peut durer longtemps ; les déceptions arrivent plus ou moins tôt ; quelquefois un orage éclate... C'en est fait de ces jours de bonheur si ardemment désirés... Le couple désillusionné sans retour ne peut se sauver du supplice de l'indissolubilité que par un scandale : la *séparation*, —

ou par un crime : — la *double infidélité*, — le *meurtre* ou le *suicide !...* Funeste conséquence du mariage indissoluble [1]. Citons, à ce propos, une petite histoire qui naguère fit grand bruit.

Un couple sortant de la puberté et donnant les plus belles espérances ; deux amants qui, depuis dix-huit mois, ne cessaient de filer le parfait amour, virent, enfin, leurs souhaits s'accomplir. Mariés, ils voulurent s'indemniser du temps perdu par une longue attente, en prolongeant autant que possible, les jeux d'amour. — Le lit nuptial fut le théâtre de cette dangereuse résolution ; ils y restèrent soixante heures !!!... Vers la fin du troisième jour, il s'éleva entre eux une dispute faible d'abord, mais qui devint ensuite très-vive et s'envenima au point de blesser leur amour-propre. — Le lendemain on fit lit à part. — Le surlendemain on proposa de se retirer chez les parents, ce qui fut immédiatement exécuté.

Pendant des mois entiers les parents et amis firent d'inutiles efforts pour ramener à la raison ces jeunes époux égarés,.. ils persistèrent dans leur dessein de ne plus se revoir, et mirent autant d'opiniâtreté dans cette résolution qu'ils avaient montré de constance dans les préludes de l'amour. — La séparation légale qu'ils demandèrent, ne put leur être accordée, faute de motifs sérieux.

On apprit, plus tard, que la malheureuse jeune femme était morte de langueur, dans un couvent. — Le jeune homme se fit sauter la cervelle pour échapper à une peine infamante.

Reprenons notre sujet, interompu par cette déplorable histoire.

L'homme est le maître par la force dévolue à son sexe ; la femme qui lui est soumise de par la loi, possède d'éminentes qualités que l'homme n'a point, entre autres la pudeur. — Il ne suffit pas à la jeune épouse qu'elle se soit montrée pudibonde aux premiers jours de son mariage ; il est nécessaire qu'elle se montre telle, après chaque défaite, c'est-à-dire que son mari ne puisse arriver au but de ses désirs que par une nouvelle victoire, si elle tient à conserver à son époux, la qualité d'amant.

Mais dira-t-on, voici une étrange manière de se faire aimer de son mari, en lui refusant ce qui lui est dû par le contrat. — D'autre part, la femme qui aime passionnément son mari, serait-elle privée du droit de lui manifester son amour en lui demandant des caresses ?... Est-ce qu'une froide philosophie peut se faire entendre au milieu du délire et des explosions volcaniques de l'amour?...

Assurément non ! il n'est jamais entré dans l'esprit d'un philosophe de parler raison à des êtres en délire, à des nymphomanes dévorées par les feux *explosibles* de la passion brutale... Pourquoi citer de rares exceptions?... La durée de ces feux que le premier amour allume dans un jeune cœur, n'est-elle pas comme un rapide éclair dans la longue nuit de la vie ?... D'ailleurs, je ne pourrai jamais croire à un abandon absolu de la pudeur, même pendant le paroxysme de la passion, chez une femme bien née. La *Vénus anadyomène*, sortant, *nue*, du sein des eaux, était voilée de sa longue chevelure et de la chasteté de ses regards.

L'épouse qui veut s'assurer un heureux avenir, doit être chaste, réservée, sans pourtant se montrer indifférente, ni porter la réserve au point de refroidir son époux.

Par contre, la femme sensible, aimante et vertueuse que sa tendresse entraîne dans les bras de son mari qui ne l'appelle point, commet une inconséquence, une maladresse... elle aurait dû attendre les avances de celui-ci, conformément à cette loi naturelle gravée dans l'organisation des deux sexes : — l'homme provoque pour obtenir ; — la femme résiste avant d'accorder. — Donc, les femmes qui font des avances, en ce genre, s'éloignent de la loi naturelle et doivent être classées dans les cas exceptionnels.

Nous terminons cet appendice par ces derniers conseils aux époux bien assortis : — Prolongez, autant qu'il vous sera possible, soit avec les sens, soit avec l'imagination qui les supplée, les douces illusions de l'amour ; que ses feux modérés, après avoir embelli le matin de votre vie et fécondé son midi, puissent encore répandre quelques fleurs sur son couchant. Arrivés à cette dernière étape, vous saurez que la douce habitude de vivre ensemble, accompagnée d'une mutuelle estime, resserre les nœuds de l'amitié, et que ces sentiments du cœur ont des charmes indéfinissables quand ils reflètent un souvenir d'amour...

Enfin, lorsque le temps appesantira sa main de plomb sur vos organes ; lorsque les glaces de l'âge auront éteint, en eux, le feu qui les vivifiait naguère, n'attendez pas que l'amour vous quitte ; soyez assez raisonnables pour lui adresser, vous-même, un éternel adieu !...

CHAPITRE IX

ANAPHRODISIE

OU

FROIDEUR EN AMOUR

La diminution notable et l'abolition des désirs vénériens sont, médicalement, désignées par le mot *anaphrodisie*. Cette affection, plus commune au sexe féminin qu'au sexe masculin, dépend d'une *anesthénie* ou débilité plus ou moins prononcée du cervelet, à laquelle participent les organes génitaux.

Il existe deux genres d'anaphrodisie, — l'une est naturelle ou congéniale ; — l'autre est acquise dans le cours de la vie. — Le premier genre a pour cause, ainsi que nous l'avons dit plusieurs fois, un arrêt de développement du cervelet, coïncidant avec celui de la région sexuelle ; — cette anaphrodisie est rare et irrémédiable. — Le second genre reconnaît plusieurs causes dont voici les principales : — lésion du cervelet par un coup, une chute ; — les excès vénériens prolongés ; — l'abus des plaisirs solitaires ; — un régime débilitant poussé à l'excès, les hémorragies, les méditations profondes et abusives, les veilles prolongées, etc., la vieillesse prématurée pour les hommes. — A ces causes il faut ajouter, pour les femmes, le tempérament lymphatique excessif ; les pertes blanches abondantes, chroniques ; les chagrins à source intarissable, etc...

Les moyens curatifs dirigées contre l'anaphrodisie sont du ressort de la médecine et particulièrement de l'hygiène appliquée à l'alimentation et aux exercices physiques.

On sait déjà que l'anaphrodisie ou indifférence sexuelle est plus spéciale au sexe féminin qu'à l'homme, tandis que l'impuissance est particulière à ce dernier. D'après ce fait généralement reconnu, il est donc erroné de croire que la femme est plus amoureuse que l'homme ; la vérité existe dans la proposition contraire. Nous avons vu, plus haut, ce que le savant rédacteur du dictionnaire de médecine usuelle pensait de la fable du devin *Tyrésias*.

Plusieurs médecins, renommés par leur savoir et leur nombreuse clientèle, ont confirmé ces observations par des renseignements exacts sur cette question : beaucoup de femmes mariées leur avaient avoué, à l'occasion, que dans le cours de leur vie conjugale, elles n'avaient que très-rarement éprouvé ce qu'elles nommaient le plaisir physique ; plusieurs d'entre elles l'ignoraient complètement ; ces dernières étaient mariées à des hommes de science ou d'affaires qui, toujours occupés de leurs travaux ou de leurs clients, oubliaient leur devoir d'hommes mariés et lorsqu'ils le remplissaient, leur pensée se trouvait souvent ailleurs.

J'ai connu un homme marié dont l'unique occupation était d'agioter à la *Bourse ;* il y passait tout son temps et ne pensait nullement à sa femme. Lorsqu'il avait opéré un agio d'une certaine importance, vite il courait joyeux à son domicile : — Nous avons gagné ! prononçait-il d'une voix sourde, et, oubliant même de quitter son chapeau, il caressait rapidement sa femme ; puis, sans mot dire, retournait à la Bourse, en toute hâte.

Quel plaisir peut avoir l'épouse d'un être qui ne pense qu'à l'argent ? Grognon, bourru lorsqu'il a fait une perte et ne se rapprochant de sa compagne qu'après un gain ; n'est-ce pas le plaisir d'une brute, qui se rue sur sa femelle, et s'esquive aussitôt ?...

Ce n'est pas seulement parmi les gens de la Bourse, les agioteurs et les hommes d'affaires que l'amour se fait de cette façon ; il en existe dans toutes les classes de la société où l'éducation n'a pas développé les qualités du cœur et le sentiment des convenances. — Croirait-on que beaucoup de ces maris se plaignent, entre intimes, de la froideur de leurs épouses ?... Les malappris ! les ignorants ! Pourquoi n'ont-ils pas étudié l'organisation physique de leurs femmes, source reconnue de leurs facultés, de leurs penchants ? — Nous ne saurions trop les engager à relire la description des tempéraments féminins donnée précédemment, et à pratiquer les conseils formulés à la fin du chapitre IV de cet ouvrage, qui redresseront leurs torts, à leur grand profit.

La pudeur, la timidité, une espèce de honte naturelle à la femme, pour ce qui concerne les choses sexuelles, l'obligent à une réserve, à une retenue louable ; vous ne l'entendrez jamais raconter les mystères de l'alcôve... Lorsque cette retenue ne dégénère point en pruderie, rien de mieux ; c'est une des qualités de son sexe. Sa constitution tranquille, hormis les exceptions, ne la porte point à demander à l'homme la caresse conjugale, quand bien même elle la désirerait ; elle ne la refuse pas, mais elle sait attendre, et si l'attente se prolonge trop longtemps, son désir s'évanouit.

Lorsque vous entendrez dire que les femmes sont plus amoureuses que les hommes, en raison de ce que leur système sexuel occupe une plus grande étendue que celui du sexe mâle ; — que leur plaisir est plus vif, parce que leurs nerfs sont plus sensibles, plus impressionnables ; n'en croyez rien et répondez : — Quelques femmes, peut-être ? la généralité, non !

Si les physiologistes, compétents en cette matière, ont avancé que la femme vivait sous l'empire de l'utérus ; cela ne signifie point qu'elle est portée à l'amour physique ; le vrai sens de cette assertion est celui-ci : le sexe féminin étant destiné, par la nature, à la propagation de notre espèce ; la fonction de l'appareil générateur se place en première ligne des autres fonctions de l'organisme et domine la femme. Or, la fécondation exclue les violents transports, d'où cet axiome : la quiétude des penchants amoureux prouve la fécondité de la femme ; — les ardeurs génitales, au contraire, font présumer sa stérilité.

SECTION I

DIVISION DE L'ANAPHRODISIE

On reconnaît deux degrés à l'anaphrodisie : le premier degré, est celui que présentent généralement les femmes dont nous venons de parler, leur cervelet est peu développé tandis que l'organe de la philogéniture l'est beaucoup plus ; — leur imagination, toujours calme, n'éveille que fort rarement le désir sexuel ; — elles accordent avec complaisance, tout ce que demande le mari ; elles sont douces, rangées, épouses tendres, et bonnes mères. La fécondité qu'honoraient les anciens et que désirent les femmes qui en sont privées, leur est dévolue par la nature, qui exclue de l'œuvre de la propagation les fougues de l'amour et les ardeurs génitales.

Au second degré de l'anaphrodisie acquise on rencontre les femmes obèses, archi-lymphatiques dont la sensibilité s'est éteinte sous des masses de graisse molle ; — celles qui sont atteintes de dégénérescences des tissus vulvo-utérins, suite de diverses maladies, de leucorrhée ou flueurs blanches invétérées, etc. — Celles qui ont abusé des plaisirs sexuels, arrivent aussi à une anaphrodisie complète. Enfin l'anaphrodisie causée par de profonds chagrins qui ont miné la constitution, produisent de semblables effets.

§ I

RÉGIME ET CONDUITE A OPPOSER A L'ANAPHRODISIE

Pour vaincre la froideur des tempéraments anaphrodisiques au premier degré, il faut employer les excitants physiques et moraux à la fois. — Parmi les excitants moraux figurent les aménités du langage, les doux sourires, les tendres caresses, les soins assidus, les prévenances en toutes choses, les petits cadeaux causant d'agréables surprises, etc. — Les excitants physiques sont: — une nourriture excitante et tonique, les viandes noires rôties, les mets épicés, les vins généreux en petite quantité ; — les exercices physiques pour hâter la digestion et produire des sucs nutritifs plus abondants ; l'air pur de la campagne ; — les frictions, les douches d'eau froide ; les bains de mer, etc.

Lorsque le sujet est jeune encore, on peut espérer que ce régime et cette conduite hygiénique lui rendront sa vitalité perdue, sans qu'on ait besoin de faire usage de certains aphrodisiaques toujours dangereux.

§ II

L'anaphrodisie, suite de l'âge avancé, est irrémédiable. Tous les efforts de l'imagination, tous les aphrodisiaques les plus renommés, les philtres secrets dits héroïques sont, généralement, stériles et le plus souvent funestes aux imprudents qui en font usage. — Que les vieillards veuillent sérieusement réfléchir à leur situation et entendre raison : leur constitution est usée par les années ; leurs organes générateurs sont épuisés, inertes depuis un temps plus ou moins long ; vouloir les faire sortir d'un sommeil qui n'a plus de réveil, est une pensée folle. — L'hiver n'est pas le printemps, la vieillesse est loin de la jeunesse ; ce sont les deux opposés de l'existence. Le temps vole, s'enfuit et ne revient plus ; tenter de revenir sur ses pas dans le voyage de la vie, pour retrouver une nouvelle jeunesse, est un acte de démence.

Vieillards, méfiez-vous de ces désirs amoureux qui ne sont plus de votre âge ; armez-vous d'une volonté forte pour les chasser lorsqu'ils vous assiégent ; car, vous jouez votre raison et votre vie... Lisez, à ce sujet, les ouvrages des plus célèbres médecins aliénistes, vous y trouverez des conseils et des axiomes qui méritent toute votre attention.

L'anaphrodisie et l'impuissance, chez les personnes âgées, n'ont point de remède. — L'érotisme, chez les vieillards, les conduit infailliblement à la démence, à la folie et... à une mort prochaine.

CHAPITRE X

DES APHRODISIAQUES

Le mot aphrodisiaque est directement formé du nom grec *Aphrodite*, la **Vénus** des latins ; il sert à désigner les substances tirées des trois règnes animal, végétal et minéral, auxquelles on suppose les propriétés d'exciter à l'amour et de rendre à l'homme sa puissance génitale qu'il a perdue.

L'antiquité possédait un chiffre énorme, effrayant de recettes aphrodisiaques ; *effrayant* par le nombre des insensés qui s'empoisonnaient dans l'espoir d'un rajeunissement illusoire. Ces recettes, dont quelques-unes sont arrivées jusqu'à nous, étaient des composés indigestes de matières âcres, brûlantes, incendiaires ; — des mélanges nauséabonds, infects de chairs putrides, de sang corrompu et de plantes vireuses ; de poudres et de racines puantes, etc., etc. Les aphrodisiaques les plus en usage, d'après les anciens historiens, étaient : — les cantharides, le petit scarabée d'Egypte, vésicant succédané des cantharides ; — les insectes phosphorescents ; — les poulpes en putréfaction ; — l'opium, la ciguë, l'euphorbe, la titimale, la jusquiame, la belladone, la mandragore, l'absinthe, certains champignons vénéneux, etc., etc. — Les breuvages composés avec ces substances portaient différents noms : — les *philtres*, les *érotophores* s'administraient aux personnes dont on désirait se faire aimer. — Les *hippomanes*, mélange dégoûtant,étaient réputés comme excitant les organes de la génération en les congestionnant ; — les *spermatopées* activaient la sécrétion spermatique et produisaient un fluide séminal abondant. La science moderne a fait connaître la vanité de ces recettes. *Circé*, *Médée*, *Canidie*, *Anaxo*, *Siméta*, *Testilis*, *Enotha* qui guérissaient l'impuissance, et *Césonie* furent célèbres dans l'art de préparer ces breuvages magiques. Malgré l'obscurité qui enveloppe les récits de ces temps reculés, on est cependant parvenu à découvrir, à part le merveilleux, qu'il existait réellement des femmes qui s'adonnaient à la connaissance des plantes, les unes dans le but louable de guérir les maladies; les autres pour pratiquer des maléfices [1].

La plupart des recettes de ces magiciens et magiciennes ne possédaient que des propriétés fictives et n'agissaient que par l'imagination, comme chez nous, au temps des *noueurs d'aiguillettes;* mais, il est hors de doute que beaucoup de recettes étaient dangereuses et souvent funestes ; l'histoire nous à transmis plusieurs noms de leurs nombreuses victimes.

L'allégorie des compagnons d'Ulysse changés en pourceaux par Circé, signifie que ces guerriers burent des breuvages enivrants, préparés par cette magicienne, qu'ils perdirent connaissance et s'affaissèrent sur le sol, comme des brutes.

La mort violente d'Hercule, dégagée de la fiction qui l'attribue à la tunique empoisonnée du Centaure Nessus, est simplement due à un de ces breuvages incendiaires.

Les historiens romains rapportent que le nombre des empoisonnés par ces philtres était devenu si grand, que des lois sévères furent

[1] Lire à ce sujet l'*Histoire des Sciences occultes,* par A. DEBAY, où sont relatés tous les faits merveilleux, toutes les excentricités et folies qui, à diverses époques, ont égaré l'esprit humain. Magiciens, augures, pythonisses, sorciers, sorcières, etc., y sont portraiturés avec leurs œuvres et les moyens qu'ils employaient.

édictées contre les Thessaliennes et Syriennes qui en faisaient commerce. Voyez à ce sujet notre *Hygiène du mariage* où sont cités plusieurs hommes empoisonnés par des érotophores cantharidés ou phosphorés.

A une époque plus rapprochée de nous, l'illustre chirurgien *Ambroise Paré* rapporte qu'une femme, à tempérament lascif, peu satisfaite des caresses de son amant, lui administra une potion cantharidée ; le malheureux mourut le surlendemain d'hémorragie du canal de l'urètre.

Un chirurgien des armées, de notre première et mémorable République, fut appelé pour faire l'ouverture du cadavre d'une femme qu'on soupçonnait avoir été empoisonnée ; à peine l'estomac était-il ouvert qu'il sentit une odeur de phosphore très-prononcée. La bougie qui l'éclairait pendant cette autopsie, ayant été renversée par mégarde, s'éteignit, et les assistants furent très-surpris de voir l'estomac du cadavre et les mains du chirurgien entourés de flammes phosphorescentes. La malheureuse, pour plaire à son mari, qui lui reprochait sa froideur, avait bu une potion phosphorée !!!

Les livres anciens et ceux du moyen âge sont panachés de formules aphrodisiaques, dont les ingrédients hétérogènes sont, parfois, dégoûtants ou dangéreux et n'atteignent nullement le but proposé, à l'exception de quelques-uns.

Les progrès réalisés par la chimie et la physiologie, depuis le commencement de notre siècle, ont jeté une vive lumière sur les côtés obscurs de cette question, de telle sorte que les pharmacopées modernes sont expurgées de ces absurdes recettes.

La chimie a isolé les principes actifs des substances végétales et animales ; de cette analyse est sortie la conviction que ce sont ces principes qui agissent sur l'organisme humain.

La physiologie, de son côté, a fait connaître le mode d'action de ces substances sur le cervelet et sur l'appareil de la génération ; elle a parfaitement démontré que cette action est plus ou moins énergique selon l'âge, le sexe, le tempérament, et qu'en conséquence, il est de toute nécessité que ces formules aphrodisiaques soient préparées et administrées par des hommes compétents. — Des études expérimentales ont prouvé que les nombreux aphrodisiaques, anciennement préconisés, pouvaient se réduire à deux, ayant une action directe et positive sur les organes génitaux : — La *cantharide* et le *phosphore*. — Les autres aphrodisiaques, ainsi que nous l'avons dit plus haut, n'étant que des excitants généraux des systèmes nerveux et circulatoire, ne possèdent qu'une action indirecte ; c'est pourquoi la médecine contemporaine n'en reconnaît que huit possédant, *plus* ou *moins*, cette dernière propriété.

Le musc, — la civette, — le castoréum, — l'ambre gris, — la vanille, — les truffes, — certains champignons — et le *gin-seng*, plante originaire de la Chine, jouissant dans ce pays d'une immense renommée ; mais cette renommée est-elle méritée ?...

Nous venons de dire que la plupart des substances toniques, stimulantes ou excitantes, ne possédaient qu'une action générale sur notre constitution. Les aromatiques *diffusibles*, les mêts échauffants accélèrent les mouvements du cœur ; le sang lancé dans les organes en plus grande quantité que dans l'état ordinaire, y apporte nécessairement plus de sucs nourriciers. — Les préparations ferrugineuses, dites *martiales*, sont administrées pour tonifier l'organisme humain, dans le cas où le sang manque de la dose de fer nécessaire au stimulus général. Il en est de même pour tous les stimulants-toniques dont l'action se répartit sur l'économie entière. De ce nombre sont : — les viandes noires rôties, la laitance de poisson qui contient des traces de phosphore, le caviar, les œufs, les truffes, les champignons ; — et, parmi les condiments, le poivre, la cannelle, le girofle, le safran, la vanille, la muscade et autres plantes aromatiques. Les poissons et leur laitance possèdent, dit-on, des propriétés spermatogènes; particulièrement le homard, l'écrevisse, la crevette, l'huître et plusieurs autres coquillages ; on les a signalés, depuis les temps les plus reculés, comme augmentant la sécrétion spermatique. — Théophraste, Hippocrate et Dioscoride ont émis cette opinion, que les modernes ont adoptée ; néanmoins, il y a beaucoup à rabattre de ces propriétés.

L'on a aussi observé que plusieurs substances échauffantes portaient leur influence sur l'appareil génital de certains animaux et les disposaient à la propagation, les mâles surtout. Tels sont les effets du *chenevis* sur les oiseaux chanteurs ; — de la *vesce* noire sur les pigeons ; — d'un mélange de *seigle*, d'*orge* et de *chenevis* sur les chevaux. — La farine de *seigle* et de *cumin*, délayée dans l'eau, excite les bêtes à cornes ; — le même effet se produit sur les moutons, avec un mélange d'*ail*, de *sel* et de *chenevis*.

SECTION I

Le lecteur trouvera dans notre ouvrage intitulé : La *Vénus féconde*, un résumé des diverses préparations aphrodisiaques usitées chez les anciens et au moyen âge. Nous nous bornons ici à décrire, d'abord, les deux substances portant leur action directe sur les organes génitaux-urinaires ; la *cantharide* et le *phosphore,* avec des considérations propres à éloigner les imprudents qui auraient envie d'en faire usage. Nous résumerons ensuite l'opinion des médecins et des naturalistes sur les huit autres substances aphrodisiaques que nous avons énumérées plus haut.

§ I

LES CANTHARIDES

La cantharide (mot tiré du grec *Kantharis*), nommée par les entomologistes *Méloé vesicatorius, — cantharis vesicatoria,* est un insecte de l'ordre des *coléoptères* (qui ont les ailes cachées dans un étui). La cantharide vit sur les frênes, les troënes et les lilas ; lorsqu'elles se sont posées, en grand nombre, sur un de ces arbres, elles répandent dans l'air une forte odeur de souris, pouvant causer des accidents aux personnes qui s'y exposeraient pendant longtemps.

L'analyse chimique, faite par Robiquet, a donné :

1° Une huile grasse verte ;
2° Une matière jaune inerte ;
3° Du phosphate de chaux et de magnésie ;
4° De l'acide urique ;
5° De l'acide acétique ;
6° De la cantharidine.

C'est dans cette dernière substance que réside la propriété vésicante, caustique ; — les cinq autres matières sont à peu près inertes.

Les préparations pharmaceutiques où il entre des cantharides se prescrivent presque toujours à l'extérieur, sous formes de vésicatoires, de pommade irritante et de liniment excitant; on associe généralement à ces préparations un peu de camphre pour en modérer l'action. — Ce n'est qu'avec hésitation que la médecine emploie la cantharide à l'intérieur, et à de très-minimes doses, dans certaines affections graves, telles que la paralysie de la vessie, l'épilepsie, l'hydrophobie, la lèpre, etc., presque toujours sans succès, et souvent, de funestes accidents inflammatoires se manifestent à la suite de cette médication.

La cantharide prise à l'intérieur, étend ses ravages sur tout le système génito-urinaire; c'est un violent poison, un agent redoutable contre lequel on ne saurait trop se tenir en garde. Les médecins l'ordonnent très-rarement à l'intérieur et, comme nous venons de le dire, dans les cas extrêmes seulement.

Que penser de ces jeunes libertins, épuisés dans les débauches de l'orgie; — de ces vieux érotomanes, courbés sous le poids des années, assez fous pour demander à cet insecte vénéneux, la force de porter une maigre offrande à la porte du temple de Vénus? — Qu'ils lisent donc l'histoire des victimes mortes au milieu d'atroces souffrances, et s'ils persistent à boire ce dévorant poison, ils sont fous!... et ceux qui le vendent sont coupables....

La cantharide n'est pas le seul insecte qui recèle en lui cette propriété vésicante, plusieurs autres insectes la partagent avec elle, mais à des degrés différents et plus faibles. — Tels sont le *cantharis vitata* d'Amérique; le *méloë trianthemum* de l'Inde;—l'*araignée médicinale;* d'autres encore et les *coccinelles*, vulgairement dénommées *petites bêtes à bon Dieu;* — enfin, le *Bu-*

preste égyptien des anciens auteurs, dont voici l'histoire abrégée :

Il existe en Egypte un Scarabé, le *bupreste*, possédant les mêmes propriétés aphrodisiaques et vésicantes de la cantharide. Les Égyptiens, les Hébreux et les Chaldéens se servaient de cet insecte desséché et réduit en poudre, comme d'un excitant très-énergique. — Dans les tombeaux de Thèbes et de Memphis on voit encore aujourd'hui, gravé sur le granite, le *bupreste sacré* projetant sur un homme le fluide prolifique. Le guide interprète qui conduit les voyageurs dans ces hypogées, ne manque jamais de leur offrir un *élixir* de *bupreste* d'une infaillibilité reconnue, ajoute-t-il, contre l'épuisement causé par les excès en amour. — La poudre de ce bupreste, dissoute dans l'alcool, équivaudrait à la poudre de cantharides et produirait les mêmes dangereux effets ; que les voyageurs ne l'oublient pas !... et s'en abstiennent.

§ II

LE PHOSPHORE

Ce mot, tiré du grec, signifie *Porte lumière ;* le phosphore brille, en effet, dans l'obscurité et laisse une lumière phosphorescente sur tous les objets qu'il a touchés. — Le phosphore est un corps simple; lors de sa découverte, par un alchimiste de Hambourg, en 1667, à la recherche de la *pierre philosophale*, on le retirait de l'urine; mais, en l'année 1770, le chimiste Suédois Gahn démontra qu'on pouvait le retirer des os; c'est son procédé qu'on suit encore aujourd'hui.

Le phosphore est d'une couleur jaunâtre, d'une odeur alliacée; sa propriété caractéristique est d'être lumineux dans l'obscurité; cette lumière est le résultat d'une combustion, sans chaleur appréciable, due à la combinaison du phosphore avec l'oxygène de l'air, pour former de l'acide phosphoreux. Ce corps simple s'enflamme très-facilement dans l'air; il suffit d'un léger frottement pour qu'il prenne feu aussitôt, et brûle avec une flamme claire sans laisser de résidu: on ne peut le conserver que sous l'eau.

Le phosphore est un poison corrosif pour l'homme et les animaux; pris à l'intérieur, il corrode et détruit la membrane muqueuse des organes de la digestion, et porte une violente irritation sur les voies génito-urinaires. Cette irritation morbide produit, momentanément, un simulacre de puissance génitale; mais, à quel prix?... au prix d'intolérables douleurs qui accompagnent le moribond jusqu'au terme fatal...

L'art médical n'ordonne le phosphore que dans les cas désespérés, à la dernière extrémité et à dose très-minime. Les médecins, de bonne foi, avouent qu'ils n'ont jamais eu à s'en louer. — Or, lorsqu'il n'y a plus d'espoir de guérison, pourquoi torturer le malade ? Ne serait-il point préférable de laisser le moribond s'éteindre doucement que d'entourer son agonie de douleurs effroyables ? Ce poison incendiaire est aujourd'hui proscrit de la vraie médecine dont le dernier mot est : Assez d'expériences malheureuses, comme cela.

§ III

Plusieurs aphrodisiaques, tirés du règne animal, végétal et minéral, ont été et sont encore préconisés comme possédant des vertus réelles ; nous ne ferons que les mentionner.

Le **Musc**, le **Castoréum** et la **civette** sont des humeurs ou matières, de consistance sirupeuse, sécrétées par de petites glandes, dans une poche sous-ventrale qui existe chez ces animaux. L'odeur forte et persistante de ces humeurs est considérée, en médecine, comme un *stimulant diffusible* qu'on prescrit contre certaines maladies nerveuses, telles que l'hystérie, la catalepsie, le tétanos, etc., sans résultat bien appréciable, il est vrai.— Or, les propriétés aphrodisiaques du musc et de ses analogues sembleraient être confirmées par le nombre des préparations où ces matières se trouvent à titre de principal ingrédient. Mais, ainsi que beaucoup de médecins le font observer, le nombre ne saurait confirmer la règle.

§ IV

L'Ambre gris. — L'opinion des naturalistes est patragée sur la provenance de l'ambre gris[1]; — les uns le considèrent comme une matière excrémentitielle qu'on rencontre dans les intestins d'une espèce de baleine (le *cachalot*); — les autres prétendent qu'il se forme dans le foie de cet énorme cétacé, et n'est à vrai dire qu'une concrétion biliaire (*calcul hépatique*). Quoi qu'il en soit de ces deux opinions, l'ambre gris étant frotté, répand une odeur douce et suave qui, chez les anciens,eut la renommée d'être un excitant génital.

Les Orientaux font encore une large consommation d'ambre gris pour obtenir ce résul-

[1] Ne pas confondre l'ambre gris, *production animale,* avec l'ambre jaune ; ce dernier est une matière résino-bitumineuse, durcie par le temps et qu'on trouve dans la terre ; il est diaphane à l'état de pureté et susceptible de recevoir un beau poli ; il s'électrise par le frottement. L'ambre jaune est un corps fossile composé de résine et de bitume.

tat. — Il faut croire que cette renommée n'est pas dénuée de fondement, puisqu'à l'instar du musc, on retrouve l'ambre gris dans toutes les préparations aphrodisiaques. — Nous nous permettrons néanmoins d'élever le même doute, à cet égard, que pour le musc.

§ V

Dans le règne végétal on attribué gratuitement, peut-être, à diverses plantes, fruits, graines et racines la propriété de stimuler l'appareil génital, tels sont : — la truffe, le céleri, le gingembre, la benoite, le carvi, la vanille, le poivre, la moutarde noire et tous les condiments chauds, fortement aromatiques; enfin, le fameux *Ginseng* [1] dont nous avons donné la curieuse description dans l'ouvrage intitulé : *Les parfums et les fleurs*. — Ici nous placerons quelques lignes sur deux végétaux auxquels on accorde à tort ou à raison des propriétés génésiques.

[1] Tous les voyageurs, revenus de Chine, se plaisent à répéter ce qu'ils ont entendu dire sur cette plante. Les Chinois en sont enthousiastes et la décorent des plus riches épithètes ; — Liqueur *d'immortalité ;* — *Esprit pur* de la terre ; — *Précieux don* du ciel ; — *Panacée* universelle, etc. Malgré ces pompeux éloges et son usage, presque général en Chine, on peut assurer que les propriétés de cette plante sont énormément exagérées, et qu'on peut la placer au même rang que ces *élixirs* que les industriels européens prônent dans les journaux.

I

Les truffes. — Du jour où le spirituel auteur de la physiologie du goût, *Brillat-Savarin*, dota la truffe de la vertu aphrodisiaque, probablement à cause de son puissant arôme, ce cryptogame a conservé la renommée de disposer à l'amour. C'est aux mangeurs de truffes à constater le fait.

II

Les champignons partagent, dit-on, avec les truffes la réputation de donner l'éveil aux désirs amoureux. Nous laissons également aux amateurs de cet autre cryptogame le soin de décider la question.

Parmi les champignons il en est de *vénéneux*, offrant tous les caractères extérieurs des *bons;* nul ne l'ignore. L'empoisonnement ne tarde pas à se déclarer chez les imprudents qui en ont mangé. — Il ne sera pas indifférent à nos lecteurs, croyons-nous, de résumer ici, en quelques lignes, les premiers secours à donner aux nombreuses victimes de ce dangereux aliment.

PREMIERS SECOURS

Aux premières nausées qu'éprouve la personne qui a mangé des champignons vénéneux, la première indication est de provoquer, *immédiatement*, le vomissement au moyen de plusieurs verres d'eau tiède et en chatouillant la luette ; cette petite opération se fait pendant qu'un des assistants court chez le pharmacien, et rapporte au plus vite possible la potion vomitive suivante :

Émétique. . . .	0,05
Ipécacuanha. . .	1,25
Eau distillée. . .	45,00

A prendre en deux fois.

Si plusieurs heures se sont écoulées depuis l'introduction dans l'estomac des champignons, il est à supposer qu'ils sont descendus dans l'intestin, ce qu'annoncent ordinairement des coliques, le gonflement du ventre, l'anxiété, etc. Alors on doit recourir aux potions purgatives avec le séné, le sulfate de soude, l'huile de ricin et aux lavements purgatifs.

Aussitôt l'expulsion de la matière vénéneuse obtenue, on administre des boissons émollientes, mucilagineuses, gommeuses, émulsives, pour calmer l'irritation du tube digestif; des cataplasmes de farine de lin sur le ventre sont les auxiliaires les plus généralement employés. — Cela fait, on laisse le malade en repos, et quelques jours d'un régime rafraîchissant suffisent pour le ramener à la santé.

CHAPITRE XI

LA VÉRITÉ

SUR LES APHRODISIAQUES ET LES ANAPHRODISIAQUES

(Basée sur les observations physiologiques et médicales)

Nous nous bornerons, dans ce chapitre, à quelques considérations sur les formules aphrodisiaques dont la plupart, ainsi qu'il a été déjà dit, sont stériles ou dangereuses. — Ces formules se trouvant dans notre *Hygiène du mariage*, il est inutile de les reproduire ici.

SECTION I

APHRODISIAQUES

D'après les médecins les plus expérimentés, il est désormais avéré que les moyens les plus rationnels, comme aussi les plus efficaces, pour combattre l'épuisement, suite d'excès vénériens; pour relever les forces affaissées et rendre à l'homme, non pas sa vigueur juvénile, mais des forces en harmonie avec son âge et sa constitution; ces moyens se résument dans les suivants :

Une nourriture abondante et substantielle, quand l'estomac digère bien, sans cependant surcharger ce viscère qui, dans ce cas, accomplirait mal sa fonction;—l'usage très-modéré d'un vin généreux. — Des exercices physiques journaliers : la gymnastique, les leçons d'armes, l'équitation ; — les bains froids en pratiquant la natation ; — le massage, les frictions sur tout le corps, et particulièrement le long de la colonne vertébrale ; les jeux de paume, de tamis, de grosses quilles, etc... en un mot, de tous les exercices qui exigent l'emploi des forces musculaires ; — les promenades du matin, à la campagne, pendant la belle saison, les voyages d'agrément, sans fatigue, sont de très-bons auxiliaires du régime substantiel et corroborant. Il est bien entendu que le succès de ce traitement hygiénique, exige le repos de l'organe générateur et une conduite régulière.

LOTIONS ET ONCTIONS STIMULANTES

C'est ordinairement sur le pénis et le sacrum que l'on pratique les lotions avec de l'eau à la glace, de l'eau salée, ou des eaux aromatiques.

Plusieurs médecins ordonnent l'immersion du membre viril dans une infusion de graines de moutarde grossièrement égrugées et passée à l'étamine. On a beaucoup vanté une lotion excitante anglaise, composée de :—*Acool* et *vinaigre*, de chaque, 250 grammes, — *sel ammoniac*, 15 grammes.

Les onctions se pratiquent avec des huiles composées et des pommades excitantes préparées fraîchement par le pharmacien. Plusieurs personnes atteintes d'anaphrodisie locale, ont utilisé la propriété du pois barbu(*pois à gratter*).D'après leurs confidences, les frictions avec les barbes de ce pois, seraient un aphrodisiaque extemporané, généralement efficace, contre l'atonie locale, et sans nul danger; on peut donc en faire l'essai.

Tels sont les moyens rationnels que nous avons choisis, au milieu d'un fouillis de recettes plus ou moins bizarres, insensées et pernicieuses. On ne saurait trop répéter que le phosphore et la cantharide doivent être absolument proscrits de l'usage interne. Dans les cas très-rares où on les ordonne, c'est pour l'usage externe, en frictions, pommades, liniments et emplâtres. La médecine prudente ne les emploie que de cette manière. — Nous recommandons au lecteur de bien se pénétrer de cette vérité : — Les meilleurs aphrodisiaques n'obtiennent les résultats désirés que lorsqu'ils sont soutenus par un régime alimentaire fortifiant, par une conduite hygiénique appliquée à l'âge et au tempérament.

SECTION II

ANAPHRODISIAQUES

Ces sortes d'agents sont les opposés de ceux dont nous venons de parler. — Les *aphrodisiaques* sont des excitants, des fortifiants de l'organisme humain ; — les *anaphrodisiaques* sont des calmants et des débilitants.

Le régime végétal exclusif, dans lequel il n'entre que des légumes aqueux, mucilagineux et des boissons acides, est le premier moyen à employer contre les ardeurs génitales.

Le second moyen est d'occuper, sans relâche, le cerveau de l'individu atteint d'érotisme, par des occupations qui lui plaisent ou par une tâche, un travail physique obligé. — On obtient de très-bons résultats de la gymnastique, la lutte des armes, des promenades en barque, en manœuvrant la rame; enfin, de tous les exercices qui mettent en jeu le système musculaire. — Pendant ses heures de repos, si l'individu possède assez de liberté morale pour occuper son esprit, il tirera profit à fréquenter les cours où l'on enseigne les sciences et les arts; c'est encore un moyen d'écarter de la pensée les désirs vénériens. — Il s'abstiendra rigoureusement de fréquenter les théâtres,bals, concerts et autres réunions publiques où les femmes rivalisent de luxe et de coquetterie pour attirer les regards et paraître plus belles, plus attrayantes. — Il ne se couchera qu'à l'heure où les fatigues, éprouvées pendant le jour, appesantiront ses paupières. — Son lit sera dur et peu couvert,afin d'éviter la chaleur qui est un excitant de l'organe qu'on cherche à dompter. Aussitôt éveillé,il quittera le lit pour reprendre ses occupations de la veille. — Il ne faut pas oublier que ce second moyen n'est que l'auxiliaire du premier, et qu'il serait insuffisant si l'alimentation était riche, abondante et si elle stimulait l'organisme au lieu de le débiliter.

Autrefois dans les couvents de reclus et de recluses, pour abattre les ardeurs de la chair, on appliquait le régime réfrigérant, rendu plus énergique par plusieurs saignées; ce dernier moyen fut plusieurs fois meurtrier.

Voici la liste des substances végétales, vantées par les anciens, pour abattre les feux de l'amour.

Le *melon*, la *citrouille* et ses congénères, mangés à chaque repas pendant quelque temps. — Les semences de ces fruits administrées en émulsion ; — la laitue, l'endive, le pourpier, en salades, produisent, dit-on, des effets réfrigérants, et mieux dit calmants.

L'oseille possèderait, selon l'illustre Boërhaave des vertus plus que calmantes. Ce médecin rapporte qu'un de ses clients, homme de 35 ans, très-robuste et père de plusieurs enfants, ayant mangé de l'oseille à chaque repas, se trouva, au bout de peu de temps, dans l'impossibilité de consommer l'acte conjugal ; ce ne fut qu'après 25 jours d'un régime tonique et stimulant, qu'il retrouva sa virilité. — Nous ferons observer à ce sujet que telle substance qui agit sur tel tempérament, ne produit rien sur tel autre ; d'où l'on peut conclure que la disgrâce éphémère qui affligea le client de Boërhaave, ne serait probablement point manifestée chez d'autres mangeurs d'oseille.

Le *Nénuphar-blanc*, de la famille des nymphéacées, dut, pendant fort longtemps, sa célébrité anaphrodisiaque aux croyances populaires. De nombreux auteurs lui attribuaient cette propriété ; mais la botanique moderne et l'expérience sont venues démontrer qu'elle était illusoire. — Le voyageur **Pallas** a consigné dans son ouvrage, que les habitants de la grande Tartarie fabriquent du pain avec les racines desséchées du *Nénuphar;* et leurs très-nombreuses familles ne prouvent pas qu'ils sont impuissants.

L'*Opium* (*suc condensé du pavot*) possède en réalité deux propriétés opposées ; — l'une d'exciter le cerveau, de provoquer des extases voluptueuses, ainsi qu'on le remarque chez les fumeurs d'opium en Turquie et en Chine ; — l'autre, par son abus, d'altérer les fonctions cérébrales, de causer le tremblement nerveux et de conduire l'individu à ce pitoyable état que les médecins ont nommé l'*hébétude*.

Le *Camphre*, qu'on tire de plusieurs végétaux, mais particulièrement du *laurier-camphrier*, est généralement regardé comme un calmant ; c'est à ce titre qu'on le prescrit seul ou allié à d'autres médicaments, dont il paraît modérer l'action. — Hoffmann et Tissot, deux médecins renommés, affirment, qu'à la minime dose d'un ou deux grains, le camphre placé dans la bouche, calme les ardeurs génitales. Ici, nous dirons encore, d'après l'expérience, que cet effet peut avoir lieu sur certains tempéraments, tandis qu'il est tout à fait nul sur d'autres.

CHAPITRE XII

DES RAPPORTS INTIMES ENTRE LES ÉPOUX

Question très-délicate à traiter, pour ne pas effaroucher les oreilles pudibondes... Plus la richesse et le luxe se propagent dans une nation, plus la démoralisation se répand avec eux, et plus le langage devient réservé, j'allais dire chaste... Or, nous ferons tous nos efforts pour ne froisser personne; nous gazerons, autant qu'il sera possible, les enseignements physiologiques sur cette question.

A une époque où, comme la nôtre, les maladies nerveuses, dans les classes haute et moyenne de la société, sont si nombreuses; où l'on sacrifie au bien-être et aux plaisirs une famille future; où tant de fœtus gênés, comprimés dans le sein de leurs mères, naissent chétifs, souvent difformes et meurent pendant le premier âge ; il nous paraît urgent d'expliquer, aux gens du monde, les causes de certaines affections nerveuses dont l'un ou l'autre des époux peut être atteint ; de démontrer que la débilité congéniale et l'effrayante mortalité des enfants, dépendent très-fréquemment de l'état de santé des procréateurs au moment de la fécondation.

Le mariage n'est pas exclusivement institué pour le plaisir, il a un but plus sérieux et pour les parents et pour la nation. Ce but est de donner le jour à des êtres bien constitués qui, lorsqu'ils seront arrivés à l'âge d'homme, pourront rendre des services à leur pays. L'histoire des peuples les plus renommés par leur force physique et leur courage, nous fournit la preuve que plus les mariages produisent des sujets bien portants, vigoureux, intelligents, plus la nation est riche, forte et respectée de ses voisins. Or, pour obtenir d'aussi importants résultats, deux conditions sont indispensables :

1° Des lois plus conformes aux vérités physiologiques sur la nubilité et les vices héréditaires qui devraient s'opposer au mariage.

2° La conduite rationnelle, hygiénique des conjoints dans leurs rapports conjugaux. Nous ne reviendrons pas sur cette dernière question traitée *in-extenso* dans la *Vénus féconde* où sont dévoilés les mystérieux phénomènes qui précèdent et accompagnent la génération mâle et femelle.

Dans toute la série animale, c'est toujours le mâle qui recherche la femelle; la raison de ce fait se trouve dans son organisation génitale qui le rend apte en tous temps à la copulation. La femelle n'éprouve le besoin de l'accouplement qu'à certaines époques de l'année; elle ne souffre l'approche du mâle qu'aux jours du *rut* et presque toujours sans donner signe de plaisir; elle suit instinctivement la grande *loi de propagation.*

Dans l'espèce humaine les mêmes phénomènes se produisent : l'homme doit à la sécrétion spermatique le privilége de procréer en tous temps,et d'éprouver le plaisir attaché à cette fonction.— La femme, privée du fluide séminal et ne possédant que les organes de *réception*, n'est point assiégée, à l'instar de l'homme, par d'incessants désirs vénériens. — D'autre part, la femme ne peut être fécondée qu'aux jours de sa *ponte mensuelle,* c'est-à-dire lorsque l'*œuf* humain, sorti de l'*ovaire,* s'est engagé dans les *oviductes* pour descendre dans la matrice, merveilleux travail exactement décrit dans la *Vénus féconde.*

Contrairement aux époques de la reproduction, chez les êtres inférieurs, la femme, pendant ses jours de menstrues, est irritable, plus ou moins souffrante, fuit le contact de l'homme et cherche à s'isoler. Celles qui, pendant ces jours, éprouvent des besoins génitaux sont assez rares.

En général, le désir sexuel est peu prononcé ou presque nul chez les femmes de la campagne adonnées aux travaux rustiques ; il en serait de même pour les femmes des villes, si des excitations de tous genres ne stimulaient chaque jour leur cerveau. Les fréquentes occasions que leur fournissent les théâtres, les bals, soirées, etc., d'exalter leur imagination, influent nécessairement sur leur système nerveux cérébro-génital ; d'où il résulte que les citadines et, en particulier, les oisives usant d'une nourriture stimulante, sans aller au-devant des caresses de l'homme, ne les refusent point le cas échéant ; mais, le plaisir qu'elles en éprouvent n'a pas l'intensité qu'on suppose communément ; l'imagination y occupe la plus grande place. Ce fait est confirmé par toutes les femmes, désintéressées dans cette question, et par les physiologistes les plus compétents.

Considéré sous le rapport de l'âge, le sens génital de la femme naît aux approches de la puberté, se développe et reste stationnaire pendant toute la période de la fécondité ; il s'éteint ordinairement à l'âge de retour et ne se réveille que rarement, passé cet âge.

Bien souvent l'attrait d'un plaisir inconnu, d'un bonheur rêvé pousse la jeune fille pubère vers l'objet qui doit la faire succomber... Plus tard, beaucoup de femmes avouent à leurs intimes qu'elles n'ont pas éprouvé ce que leur promettait leur jeune imagination.

La femme, après plusieurs accouchements, n'éprouve que rarement les incitations sexuelles; les parties froissées, élargies par la sortie d'un ou de plusieurs fœtus, ont perdu de leur sensibilité, de leur contractibilité première ; elle resterait indifférente aux caresses de son mari si celui-ci ne la sollicitait de satisfaire ses désirs. — Elle cède... mais bénévolement... l'acte s'accomplit sans participation, de sa part, aux plaisirs du mari ; néanmoins, la fécondation s'opère; preuve irrécusable qu'elle est indépendante du plaisir vénérien, puisque les Messalines restent inféconde. — La nature a très-bien fait de le régler ainsi.

La plupart des hommes du monde, pour ne pas dire la presque totalité, ignorent les vérités physiologiques exposées plus haut ; leur ignorance sur ce fait naturel, les porte à se plaindre de l'indifférence de leurs femmes et les rend ridicules, sinon injustes : exemple : l'époux demande à sa femme ? — Elle accorde. — Il exige plus encore... Quoi ?... qu'elle partage son plaisir... — Elle fait son possible pour le contenter. — Que veut-il davantage ? — L'épouse ne peut lui donner ce qu'elle ne possède pas... C'est clair ; il n'y a aucune objection à faire.

Nous nous permettons de dire aux époux de cette catégorie, qu'ils font fausse route et qu'au lieu d'atteindre le but, ils s'en éloignent ; leurs exigences portent souvent le trouble dans l'intimité conjugale ; une certaine froideur s'étend sur les rapports ; quelquefois un léger nuage ternit momentanément la sérénité de l'hymen... mais, ce léger nuage se dissipe et s'évanouit bientôt devant le sourire de la femme d'esprit.

Conseils. — Époux intelligents et bien élevés qui désirez conserver l'attachement, l'estime et les bonnes grâces de votre épouse, étudiez d'abord son physique et son moral et conformez-vous ensuite aux préceptes énoncés à la fin du chap. VI de cet ouvrage, vous réussirez infailliblement ; soyez-en convaincus !

CHAPIRE XIII

SUITE DES RAPPORTS INTIMES

Nous voilà arrivé au chapitre le plus scabreux; il s'agit de décrire les phénomènes physiologiques qui précèdent, accompagnent et terminent l'acte vénérien ; — les résultats avantageux ou désastreux, pour la santé, de cet acte, selon qu'il est réglé ou abusif ; ses heureuses ou funestes conséquences pour les êtres procréés, selon la modération ou les excès des procréateurs ; — enfin, les règles hygiéniques auxquelles cet acte devrait être soumis.

La rédaction de ce chapitre est d'autant plus difficile qu'on est forcé de se servir de termes techniques qui effaroucheront peut-être certains lecteurs ; — d'autres les trouveront immoraux ; — quelques-uns, plus tolérants ou plus curieux et désirant s'éclairer, diront que, pour connaître le résultat constant d'une fonction, il est indispensable d'en exposer le mécanisme et d'en expliquer les détails. Notre excuse, à nous, est l'importance de la question.

§ I

L'instinct de propagation de l'espèce, 'que plusieurs physiologistes ont nommé *sens génital* est le résultat du travail d'un appareil d'organes, de même que l'ouïe, l'odorat, le goût, etc., sont la résultante des actions combinées des diverses pièces de leurs appareils spéciaux. — Cet instinct ou appétit se distingue en *normal* ou naturel, c'est-à-dire conforme aux lois de la nature ; — et en appétit *morbide* ou qui tient de la maladie ainsi qu'il a été dit au chap. III. Ce dernier est au système génital ce que la *boulimie* est à l'estomac ; lorsqu'il est entretenu par une imagination érotique et un usage abusif, il revêt le caractère d'une affection dangereuse appelée *Satyriasis* chez l'homme. — *Nymphomanie* ou *Andromanie* chez la femme. L'appétit génital normal est si étroitement lié au rôle de la génération, qu'il ne se manifeste qu'à l'époque de la puberté et disparaît lorsque l'homme et la femme ont cessé d'être aptes à engendrer. Les cas où cet appétit se montre trop tôt ou trop tard sont exceptionnels. On observe quelquefois des désirs chez les enfants et chez les vieillards; mais, c'est une anomalie, une perversion du sens génital.

Les organes de la génération, de même que les organes à fonctions intermittentes, doivent avoir leur temps d'action et de repos ; exiger d'eux une activité au-dessus de leurs forces, et trop souvent mise en jeu, sans leur laisser le temps du repos nécessaire à la réparation de leurs pertes, est un abus dont on éprouve bientôt les tristes conséquences.

On ne saurait trop rappeler aux jeunes gens que les excès vénériens sont doublement funestes, puisqu'en ruinant la constitution, ils affaiblissent l'esprit et abrègent rapidement la vie. Telle sera leur fin inéluctable, si la raison, soutenue par une énergique volonté, ne les arrache à leur honteux penchant.

§ II

Ce qu'on vient de lire n'est qu'un côté de la question ; l'autre côté, aussi intéressant pour le médecin que fâcheux pour le malade, est l'exposé des moyens employés par beaucoup de jeunes libertins avec leurs maîtresses, ou de jeunes conjoints avec leurs femmes qui, par égoïsme, veulent bénéficier des plaisirs de l'amour, moins les résultats, c'est-à-dire moins la progéniture. — Les imprudents ! ils ignorent la déplorable situation où les conduiront ces jeux libidineux... C'est accomplir un devoir que de les en avertir et de les détourner de la route dangereuse qu'ils suivent. Nous les engageons à lire avec attention le paragraphe suivant spécialement écrit pour eux.

La nature, toujours sage et prévoyante en ses œuvres, a voulu que l'union sexuelle fût l'unique moyen de perpétuer les nombreuses espèces qui peuplent notre planète, et, pour rendre cette union plus attrayante, plus nécessaire elle y attacha un plaisir spécial, des plus vifs, recherché de tous les êtres. Mais la nature, qui a donné les organes pour goûter ce plaisir, ne veut pas qu'on s'arrête en chemin ; elle exige que l'acte reproducteur s'accomplisse uniformément, c'est-à-dire sans interruption du commencement à la fin ; elle réprouve les amusements érotiques ayant pour but de retarder le plaisir, et condamne ceux qui enfreignent sa loi, à des désordres nerveux qui ne peuvent que s'aggraver, si l'on ne tient compte de cet avertissement.

L'observation qui suit, confirmera la vérité du fait.

SECTION I

Gustave R..., âgé de 32 ans, tempérament sanguin-nerveux, corps solidement charpenté et d'une santé florissante, avant son mariage, dépérissait depuis plusieurs années, sans en connaître la cause ; ses forces l'abandonnaient, il était sujet à des palpitations, à des tintements d'oreilles, éprouvait des éblouissements qui le forçaient à suspendre sa marche. Plus tard, ces éblouissements se compliquèrent de vertiges ; la tête lui tournait lorsqu'il se levait de son siége, il était forcé de s'appuyer contre un meuble pour ne pas perdre l'équilibre et tomber. — Ses digestions étaient devenues difficiles et la nutrition imparfaite ; il maigrissait, s'affaiblissait de jour en jour... Un tremblement nerveux des membres, semblable à celui des ivrognes, le rendit impropre à la place qu'il occupait dans une administration civile ; ce fut seulement alors qu'il alla consulter un médecin et lui fit cette confidence :

Monsieur, j'ai confiance en votre discrétion et en vos lumières, c'est à ce titre que je vais vous faire une vraie confession : — Je suis âgé de trente-deux ans, marié depuis sept ans et père de quatre enfants. Je jouissais, avant mon mariage, d'une santé parfaite ; j'étais fort, vigoureux, plein d'énergie ; le travail, les veilles, les longues courses, rien ne me fatiguait, tandis qu'aujourd'hui je suis débile, éreinté par le moindre travail et affligé d'un tremblement nerveux qui m'obligera, je le crains, à quitter ma place... Alors, que deviendra ma famille dont je suis l'unique soutien ?... Je n'ai pas fini sur mon triste état de santé ; j'éprouve des douleurs profondes, tantôt au cœur, tantôt dans les reins, et des crampes d'estomac. Ce que je ne puis définir ce sont les frayeurs, les cauchemars qui agitent mon sommeil, en un mot, je ne suis plus un homme, je suis comme un enfant maladif qui défaille à la moindre émotion.

Le médecin écouta le récit de cet homme jeune encore, mais dont les rides et la maigreur accusaient une constitution délabrée. Après l'avoir examiné de tous côtés, il ne lui trouva aucune lésion organique et diagnostiqua une affection nerveuse générale. Quelle pouvait en être la cause ?... En l'explorant de nouveau il remarqua le développement excessif du cervelet et particulièrement de la protubérance qui correspond à l'amour physique. — Interrogé sur ses penchants amoureux, le malade répondit que, dès son bas âge, il avait été enclin aux plaisirs vénériens ; qu'il s'était marié pour les satisfaire sans danger, et que chaque jour il en avait usé ; mais que depuis la naissance de son quatrième et dernier enfant, en raison de l'exiguité de ses appointements, insuffisants pour nourrir une famille nombreuse, il trompait la nature.

Sur la demande du médecin de lui expliquer le sens de ces dernières paroles, le malade entra dans des détails trop crus pour être rapportés ici.

La médecine pharmaceutique n'avait rien à faire sur ce corps exténué, c'était à l'hygiène à intervenir. Le docteur prescrivit d'abord le repos absolu de l'organe cause de la maladie, et de coucher seul, éloigné de sa femme ; — de chasser de son cerveau toute pensée érotique, car la situation était grave. — Ensuite, se mettre à un régime substantiel tonique, en commençant par manger très-peu, pour que l'estomac pût digérer plus facilement. — Lorsque, sous l'influence de ce régime alimentaire, les forces renaîtraient peu à peu, essayer une légère gymnastique de chambre, afin de détourner, au profit des muscles, l'influx nerveux accumulé dans les régions cérébello-génitales. — Plus tard, les bains de rivière et mieux de mer, qui sont d'une grande utilité, comme toniques, et par le changement d'air, par les distractions qu'ils procurent. Enfin, lorsque la constitution sera revenue à son état normal, adopter une conduite hygiénique, une règle inviolable dans les rapports conjugaux.

Hélas! la sage ordonnance du médecin ne put réparer les désordres causés par l'intempérance génitale; le système nerveux cérébro-spinal était profondément atteint et le corps complétement usé... Après plusieurs attaques épileptiques, le moribond s'éteignit dans l'émaciation.

Puisse cette mort effrayante donner à réfléchir aux jeunes conjoints qui se livrent à ce vice léthifère et leur servir de leçon.

Un médecin distingué, le docteur Mayer, a traité cette question dans un remarquable ouvrage: *Les Rapports conjugaux;* nous engageons nos lecteurs à le consulter.

CHAPITRE XIV

PETIT CODE HYGIÉNIQUE

CONCERNANT LE RAPPROCHEMENT DES SEXES

La lecture de ce chapitre se recommande également aux *aphrodisiques* (amoureux) et aux *anaphrodisiques* (indifférents), en raison de ce que le commerce sexuel trop fréquent ou trop restreint mérite une sérieuse attention.

Le penchant à l'amour est le moteur d'une fonction de l'organisme humain, dont le but est la reproduction de notre espèce. Cette fonction, de même que celle des autres organes, est inhérente à notre nature ; elle se manifeste, extérieurement, chez l'homme, par l'émission du fluide séminal ; chez la femme par le flux menstruel. — Ici, comme en toutes choses, l'abus ou la perte, en trop ou en moins, surtout en trop, est nuisible à la constitution et conséquemment à la santé. Il est à remarquer que cette fonction occasionne moins de fatigue par la perte séminale que par le spasme convulsif qui l'accompagne. En effet l'ébranlement nerveux de tout l'organisme, durant les quelques instants du spasme, ne saurait être fréquemment renouvelé, sans porter atteinte à la santé, et plonger l'imprudent amoureux dans un affaissement physique et moral, assez long à dissiper. Les récidives de ces imprudences sont toujours pernicieuses.

I

UTILITÉ DES PLAISIRS DE L'AMOUR SELON L'AGE, LES TEMPÉRAMENTS, LES SAISONS ET LES HEURES DU JOUR.

Pendant la jeunesse et l'âge viril, ces plaisirs sont naturels et favorables à la santé, pourvu qu'on en use avec modération.— Le sens génital a été donné pour être utilisé à l'égal des autre sens. — Le condamner à un repos *absolu*, est, nous le répétons, un mensonge devant les hommes et une révolte absurde contre la puissance suprême qui peupla notre planète.

Le mariage est une nécessité pour les sujets

robustes qui mangent beaucoup, qui digèrent bien et perdent moins qu'ils ne réparent.

Le commerce sexuel est un besoin impérieux pour certains tempéraments continuellement assiégés de désirs... Mais, qu'on ne l'oublie pas, pour que ce commerce soit profitable à la santé, il faut l'exercer avec modération et à propos; son abus ne tarderait pas à produire l'effet contraire.

Relativement à l'heure du jour où les rapports physiques, entre époux, sont les plus hygiéniques, les physiologistes disent, avec raison, que c'est le soir, en se couchant, lorsque la digestion du dernier repas est achevée, que l'esprit et le corps sont exempts de fatigue. — Le matin, une heure avant le lever, le rapprochement conjugal est recommandé, parce qu'un peu du repos est nécessaire pour calmer l'agitation nerveuse qu'il a provoquée.

La plupart des philosophes-naturalistes ont dépeint le printemps comme la saison la plus favorable aux amours et à une belle fécondation. C'est, en réalité, la saison où les tièdes rayons du soleil réveillent la nature de son long sommeil; où tous les animaux se rapprochent instinctivement, pour se livrer à l'acte reproducteur. Mais, ainsi qu'on l'a souvent répété, l'homme jouit du privilége de faire l'amour et de féconder en toutes saisons.

Néanmoins, nous ferons observer qu'il est sage de ne pas satisfaire l'appétit sexuel pendant les froids rigoureux et les chaleurs énervantes.—Ces deux extrêmes de température débilitent l'organisme humain; et si, dans cet état de débilité, la fécondité s'opère, les fruits en sont généralement chétifs, ou de moins belle venue.

L'habitude dė l'union sexuelle,chez lés époux, est une circonstance à respecter. L'homme habitué, depuis des années, à se rapprocher de sa femme, ne peut tout à coup supprimer son habitude, hormis le cas de maladie; il en résulterait des inconvénients pour sa santé. On ne peut arrêter brusquement la fonction d'un organe, sans porter atteinte à l'équilibre général de l'organisme. Ce principe s'applique très-bien au mariage ; —Point d'abus dans le plaisir vénérien et pas de continence outrée, deux excès opposés, également nuisibles à l'individu et à l'État.

Les rapports conjugaux modérés sont favorables à la santé des individus bien portants, pendant toute la période virile, chez l'homme, et pendant celle de la fécondité, chez la femme.

Selon les tempéraments plus ou moins amoureux ces rapports seront plus ou moins fréquents, car la satisfaction d'un désir naturel est salutaire au corps, lorsque rien ne s'y oppose. — Les tempéraments froids, n'ayant pas les mêmes désirs, sont exempts de la violence de ces besoins.

Deux jeunes époux épris l'un de l'autre, bien portants et vigoureux, puisent, dans le rapprochement sexuel, le plaisir et le maintien de la santé, lorsque, toutefois, ils sont assez sages pour ne pas abuser de leur vigueur. Ce plaisir, dont ils sont sobres, resserre, chaque jour, les nœuds du mariage, en prolongeant leurs amours.

II

CAS NUISIBLES

Tout individu raisonnable et qui, par conséquent, tient à conserver sa santé, sa vigueur, devra s'abstenir de l'acte vénérien dans les cas suivants :

1° Immédiatement après le repas ; — par la raison que les forces nécessaires au travail de la digestion, seraient détournées de l'estomac, et l'on aurait à craindre une digestion moins facile, sinon une indigestion. — Chez les tempéraments pléthoriques, la chose serait plus grave; une congestion pourrait en résulter !...

2° S'abstenir lorsque le corps est fatigué par une marche longue et pénible, ou un exercice violent; — chez les hommes d'étude, après une grande contention d'esprit qui a fatigué le cerveau.

3° Après un accès de colère, un emportement suivi d'une horripilation de l'organisme entier; — après une très-vive douleur physique et une douleur morale profonde. Dans ces différents cas il est imprudent de se livrer au commerce sexuel, parce que loin de calmer l'état nerveux surexcité, il ne fait que l'aggraver, et la fécondation qui peut avoir lieu s'en ressentira nécessairement.

4° Pendant les chaleurs accablantes de certains jours d'été, et les froids rigoureux de l'hiver, nous le répétons, ce commerce doit être interdit.

5° Dans les cas de malaise, et à plus forte raison de maladie, même défense; — enfin, ici comme en toutes choses, ne jamais abuser.

On ne saurait trop placer sous les yeux des jeunes imprudents qui se livrent aux débauches de l'amour, l'effrayant tableau des maladies dont ils sont menacés, si une volonté énergique ne vient à leur secours pour réfréner leur funeste penchant. — Au nombre de ces maladies on remarque les inflammations des testicules, de la glande prostate et du cordon spermatique; —

l'irritation des reins et de la vessie, avec rétention ou incontinence d'urine, affections des plus douloureuses. — Les pertes séminales qui affaiblissent l'organisme et altèrent les fonctions sensorielles, etc., etc. L'estomac participe très-souvent à ces désordres : — il survient des douleurs gastriques ou gastralgiques, des crampes; les digestions deviennent laborieuses, imparfaites, le corps maigrit, les forces diminuent chaque jour, le moral s'affecte... la tristesse s'empare de ces érotomanes, et ils apprennent, trop tard, hélas! qu'on ne joue pas impunément avec les voluptés génitales... Et, pour ceux qui arrivent à une vieillesse prématurée, que de douleurs et de tortures!... Que de regrets!...

Conclusion. — Le seul et vrai moyen de conserver longtemps l'aptitude procréatrice, en compagnie de la santé, réside dans le *mariage*, lorsque le jeune homme est arrivé à l'âge de le contracter; de ce jour-là, pour lui, la vie de garçon doit cesser. — Les folles amours, les dissipations et les étourderies du jeune homme, font place à des idées sérieuses; il songe déjà au premier sourire du nouveau-né, et à la joie de la mère... Le respect qu'il doit à son épouse, étouffe en lui les idées érotiques auxquelles il eût donné cours avec une maîtresse. — Marié il donnera l'exemple et ne suivra l'instinct de propagation que pour être honoré du titre de *père de famille.* Cette conduite hygiénique et morale à la fois, n'exclue point les plaisirs de l'amour, mais elle les modère et, en les assujétissant à une règle, elle s'oppose aux abus.

CHAPITRE XV

DE LA PROPRETÉ DU CORPS

EN GÉNÉRAL

ET DES ORGANES DE LA GÉNÉRATION EN PARTICULIER

La propreté du corps réunit les deux avantages de rendre la beauté plus attrayante et d'entretenir la santé; elle répand encore un charme sur les personnes que la nature n'a point favorisées; d'où ce proverbe : — La propreté peut, à certains égards, remplacer la beauté ; — bien plus, la propreté annonce l'ordre et l'ordre conduit à l'économie. Ces trois éminentes qualités, chez une femme, sont une fortune pour l'homme qui a le bonheur d'être son époux; car la beauté passe vite, la propreté reste.— La fortune peut nous échapper, être dissipée ; tandis qu'elle s'accroît, de jour en jour, par l'ordre et l'économie. Donc, la *propreté*, l'*ordre* et l'*économie* sont une richesse.

La malpropreté, au contraire, est un défaut capital; elle annonce le désordre et la paresse; — la beauté disparaît sous une épaisse couche de crasse. — On peut s'habituer à la laideur. — Le cœur se soulève, on détourne les yeux à l'aspect d'un être à la bouche et aux oreilles malpropres, à la peau crasseuse, aux sales vêtements.

SECTION I

LA PEAU — SA DESCRIPTION PHYSIOLOGIQUE, SOINS QU'ELLE EXIGE

Nous passons à des considérations plus sérieuses, c'est-à-dire à l'irrécusable influence que la propreté exerce sur la santé.

La peau enveloppe le corps entier; — sa surface est criblée d'une infinité de petits trous (les *pores*), donnant issue à la transpiration. — La transpiration s'opère sous deux formes, l'une fluide, l'autre gazeuse. — L'élévation de température, l'exercice musculaire, certaines maladies provoquent des sueurs abondantes. — A l'état naturel et de repos, il s'échappe continuellement des pores une émanation inappréciable à l'œil, mais qui existe en réalité; car la fonction transpiratoire marche de conserve avec la vie et ne cesse qu'avec elle.

L'expérience suivante a été faite sur un enfant *vivant*, placé *nu* sous une cloche en verre : au bout de quelques minutes, des gouttelettes d'eau provenant de la respiration pulmonaire et de la transpiration cutanée, ruisselaient le long des parois intérieures de la cloche. — La même expérience faite sur un enfant *mort*, ne laissa dans la cloche aucun indice de transpiration.

La transpiration apporte incessamment, à la surface de la peau, une humeur grasse sur laquelle viennent se fixer la fumée, la poussière et les atômes invisibles en suspension dans l'air (ces atômes sont très-visibles dans un rayon de soleil qui traverse un espace sombre). Cette humeur ou transpiration, épaissie par les impuretés ambiantes, forme une crasse, un enduit, qui n'étant pas enlevé chaque jour, par le lavage, obstrue les pores de la peau.—L'obstruction des pores cause fréquemment des irritations locales, des éruptions boutonneuses, des farines, des *tannes* ou points noirs au nez, au visage, ainsi que d'autres petits maux non douloureux, mais fort désagréables aux yeux,et que la propreté aurait prévenus.

Personne n'ignore qu'une transpiration arrêtée, une sueur brusquement supprimée et rentrée, sont des causes très-prochaines de maladie, si l'on ne parvient à lui faire reprendre son cours. Les coryza, rhumes, maux de gorge, bronchites, fluxions de poitrine, irritations gastro-intestinales, rhumastimes, etc., se déclarent souvent à la suite d'une sueur brusquement supprimée; c'est même la cause la plus ordinaire. Il est donc prudent de maintenir la peau à sa température naturelle en la protégeant contre tout agent qui pourrait arrêter sa fonction transpiratoire; ce que beaucoup de personnes négligent de faire et qui s'en repentent, lorsque le mal a revêtu des symptômes alarmants. — Cette petite digression est faite pour convaincre le lecteur de la haute importance des fonctions normales de la peau, et pour l'engager fortement à lui prodiguer les soins qu'elle exige [1].

Nous ne traiterons, dans cet opuscule, que de la propreté des parties sexuelles extérieures; — des incommodités, des disgrâces et des maladies que peut engendrer la malpropreté de ces organes.

[1] Pour la description de l'organe cutané, son hygiène, et les moyens de guérir les affections auxquelles il est sujet, voyez l'*Hygiène médicale du visage et de la peau*. Chez Dentu, Palais-Royal, à Paris.

SECTION II

ORGANES GÉNITAUX DE L'HOMME — LES SOINS DE PROPRETÉ QU'ILS EXIGENT

Les organes génitaux extérieurs de l'homme se bornent au *pénis* ou membre viril et aux testicules.

Le *pénis* mesure, en moyenne, 16 à 18 centimètres de sa base à son extrémité libre, autrement dit en longueur; et 7 à 10 centimètres en épaisseur ou rondeur. — Son extrémité libre se termine en forme de gland, percé à son milieu d'une petite fente nommée *méat* urinaire. — Le *gland* est formé par une gaîne spongieuse, appelée *corps caverneux*, se continuant avec celui du canal de l'urètre; — un repli de la peau, composé d'un double feuillet : le *prépuce*, lui sert de capuchon. — De petites glandes sébacées disséminées dans le feuillet interne, concourent, avec celles du gland, à lubrifier cette partie.

Au bord de la couronne du gland et particulièrement près du frein, s'ouvrent les orifices de nombreuses petites glandes sébacées donnant passage à une humeur onctueuse d'une odeur forte et tenace. Cette humeur, lorsqu'elle est abondamment sécrétée et qu'on néglige de pratiquer des ablutions journalières, se concrète et produit un *smegma* dont l'odeur se rapproche de celle d'un fromage fort.—On va voir, d'après ce qui suit, que cette petite description n'est pas inutile.

Chez les sujets affligés d'un *phimosis* ou prolongement excessif du prépuce, recouvrant entièrement le gland et le dépassant de plusieurs millimètres, le *smegma* accumulé autour du gland peut occasionner une irritation qui dégénère quelquefois en inflammation avec érosion et suppuration de cette partie. La *circoncision*, érigée en loi par Moïse et Mahomet, n'a d'autre but que de préserver l'homme de cette infirmité. De nos jours encore, les Juifs et les Mahométans circoncisent leurs enfants de même que nous vaccinons les nôtres. On sait que la circoncision est une simple opération, qui consiste à retrancher la portion exubérante du prépuce, de façon à laisser, pour toujours, le gland à découvert.

Les ablutions journalières sont de toute nécessité pour les individus dont le prépuce recouvre le gland en totalité ou à demi ; quand ce ne serait que pour purger cette partie de la mauvaise odeur qu'elle exhale si on néglige de la laver ; ce que beaucoup de gens oublient de faire même dans la classe aisée. — Les glands toujours découverts, c'est-à-dire dont le prépuce est relégué derrière la couronne du gland, n'exhalent que peu d'odeur, sont moins susceptibles de contracter des échauffements, des maladies, en raison de leur épiderme plus épais et conséquemment plus difficile à s'irriter.

Nous interpelons ici un paragraphe, concernant le sexe féminin, pour appeler l'attention des hommes sur les inconvénients et irritations locales que peut causer la malpropreté des parties sexuelles de la femme.

Les paysannes, villageoises et les femmes de la campagne, en général, ne pratiquent jamais les ablutions prescrites, par le grand législateur Moïse, aux femmes juives ; soit ignorance, soit scrupule absurde, les campagnardes ne nettoient jamais ou très-rarement leurs étables d'Augias ; elles naissent, vivent et meurent dans cette impénitence. C'est pourquoi, lorsqu'aux jours de fête, les paysannes aisées revêtent ce qu'elles ont de plus frais, de plus riche en robes, dentelles, rubans, etc., se parent de leurs plus beaux atours ; à travers ces toilettes quelquefois luxueuses, s'échappe le parfum de la femme malpropre... — Il n'est pas très-rares que ces femmes, selon l'acrimonie de leurs humeurs, ne donnent à leurs maris, des échauffements, des *balanites (inflammation du gland)*, et même des *gonorrhées* bâtardes.—Les citadins à glands recouverts, dont les femmes sont affligées de flueurs âcres, doivent aussi prendre des précautions hygiéniques pour éviter de tenir compagnie aux paysans que nous venons de citer.

Revenons à l'homme.

L'*Urètre* ou canal urinaire est doué d'une sensibilité exquise; c'est toujours par son orifice (*méat urinaire)* que l'irritation se développe, que se communique la contagion du virus. Ce canal, plus long et plus étroit chez l'homme que chez la femme, traverse la glande *Prostate*, pour se rendre dans la vessie. Cette grande sensibilité de l'urètre le dispose à contracter plusieurs maladies telles que : irritations, écoulements, gonorrhées vraies ou fausses, rétrécissements, rétention d'urine, etc... Les individus atteints d'une de ces maladies, peuvent seuls vous dire combien ils souffrent, chaque fois que le besoin d'uriner se fait sentir.

Il est hors de notre sujet de parler des affections graves de l'appareil génito-urinaire, du ressort de la haute médecine et de la chirurgie. Il existe d'ailleurs des traités spéciaux sur ces maladies, qui se recommandent par les noms de leurs auteurs; nous citerons, à cette occasion, le docteur **A.** Mercier, opérateur des plus habiles et auteur de plusieurs ouvrages estimés et couronnés, sur les affections des voies urinaires.

SECTION III

ORGANES GÉNITAUX DE LA FEMME — SOINS DE PROPRETÉ QU'ILS EXIGENT

L'appareil génital féminin est beaucoup plus étendu que celui de l'homme et se compose d'un plus grand nombre de pièces; le lecteur en trouvera la description exacte dans l'ouvrage intitulé la **Vénus féconde**. Nous ne devons nous occuper ici que des parties extérieures et des soins à leur donner comme moyens hygiéniques et de propreté. (Voyez pour les détails la note IX.)

Le système génital féminin s'offre dans un état continuel d'humidité, en raison de la multiplicité des glandes qui servent à le lubrifier, et de ses importantes fonctions. Or, les humeurs muqueuses et sébacées, jointes aux éclaboussures du jet d'urine, produiraient un *smegma* fétide, si des ablutions journalières ne venaient nettoyer l'intérieur de la vulve, particulièrement aux plis des petites lèvres, à la fosse naviculaire et autour de l'orifice du canal urinaire. — Si, à ces sécrétions âcres et autres exsudations, on ajoute le sang des règles, pendant plusieurs jours, et son altération par la chaleur locale, on sera forcé d'avouer que les lois religieuses de l'Inde, de l'Égypte, et des pays mahométans qui obligent les femmes à entretenir cette partie du corps dans la plus stricte propreté, ont été faites dans un but d'hygiène publique, de prophylaxie et qu'elles sont d'une incontestable utilité.

Les femmes des contrées que nous venons de citer, sont habituées, dès le bas âge, à faire plusieurs ablutions par jour, afin que la partie secrète de leur corps soit constamment dans un état de propreté parfaite et exempte de mauvaise odeur. — De plus, elles ajoutent à cette toilette, la dépilation de la toison qui couvre le pubis et le bord des grandes lèvres, pour que le flux menstruel n'y laisse ses souillures. C'est ordinairement au bain de vapeur, où elles se rendent une fois par semaine, qu'elles pratiquent cette petite opération, dont la description se trouve dans notre *Hygiène des Baigneurs.*

— Ces pratiques hygiéniques ont préservé les peuples orientaux des hideuses maladies qui, pendant de longs siècles, ont sévi sur les peuples d'occident.

Malheureusement, pour la santé comme aussi pour la beauté du corps, ces lois orientales ne sont connues et observées, en France, que par les femmes de la capitale et des grandes villes, qui ont reçu de l'instruction et considèrent la propreté comme une vertu. Les paysannes, villageoises, travailleuses des campagnes et les femmes du bas peuple, ignorantes ou superstitieuses, croupissent dans la crasse.

Le fait suivant, qui nous a été raconté par un ami, ajouté à cent autres faits semblables, pourra servir de preuve à l'appui.

Madame C*** habitait sa maison de campagne, située à l'extrémité d'un village; s'étant absentée, pendant quelques heures, pour aller faire des emplettes à la ville voisine, son mari, en train d'achever une expérience chimique, était resté à la maison. — En l'absence de sa femme, il reçut sa laitière, accompagnée de mère et sœur. Ces braves gens venaient remercier Madame, pour de petits cadeaux qu'on leur avait faits. — On était en janvier; la bise mordait; un feu clair chauffait l'appartement.— Ces trois femmes ne restèrent que quinze à vingt minutes au plus, et prièrent Monsieur de transmettre leurs remerciements à Madame.

A peine venaient-elles de sortir que madame C***, de retour, s'écria, en entrant au salon :

— Pouah !... Quelle affreuse odeur !... puis s'adressant à son mari : C'est encore quelque décomposition chimique infecte que tu as faite ?...

— Mais, non, je t'assure.

— Ouvre vite les croisées, on ne peut respirer cet air vicié... Tu m'avais, cependant, promis de ne plus apporter tes drogues dans l'appartement...

— Je te jure que je n'ai point expérimenté dans ce salon.

— Alors, d'où peut venir cette fétide odeur ?...

Le mari, en riant, répondit :

— Ta laitière, sa mère et sa sœur sortent d'ici, à l'instant ; ce sont elles, sans doute, qui ont parfumé le salon. Si tu te le rappelles, on nous a dit que la mère, *seule*, une fois en sa vie, avait été forcée de prendre un bain ordonné par le docteur. Les deux autres femmes ignorent l'usage du bain ; à l'exception des mains et du visage, quelquefois des pieds, le reste du corps est complétement vierge de toute ablution... La chaleur de cette pièce aura probablement fait évaporer la sécrétion qui recouvre les parties qu'on ne voit pas, il s'en est dégagé la puissante odeur qui a blessé si fort ton odorat.

II

N'est-il pas navrant de penser qu'il existe encore, dans un pays aussi civilisé que la France, des localités arriérées de plusieurs siècles, où la malpropreté est repoussante à ce point... Tandis que chez les barbares, chez les Bédouins mêmes la propreté de la femme est exigée.

Nous le répéterons à satiété, la propreté du corps est une des éminentes qualités du sexe féminin. J.-J. Rousseau a dit que la femme malpropre était un être monstrueux; car, elle repousse, on s'en éloigne comme d'un cloaque... La propreté, au contraire, plaît, attire et réjouit les yeux; elle a son parfum qu'on aime à respirer.

Les Parisiennes possèdent à un haut degré cette qualité qui, unie à l'élégance de la tournure, et aux charmes du langage, les ont fait nommer les *Athéniennes* de la civilisation moderne. La propreté du corps, des vêtements et de l'habitation leur est inculquée dès le bas âge; depuis la femme du monde jusqu'à la simple ouvrière, on remarque l'agrément et le bon goût dans la mise (sauf quelques modes absurdes); de la coquetterie dans la disposition des ornements et beaucoup d'aisance à porter le costume du jour.

Le visage, le cou, les épaules, les mains et les pieds sont généralement d'une propreté irréprochable; les parties secrètes sont aussi l'objet d'une toilette particulière : de fréquentes ablutions s'opposent à toute odeur désagréable, et rafraîchissent cette région la plus chaude du corps.

La plupart des femmes aisées aromatisent l'eau dont elles se servent avec une liqueur aromatique à la mode, le **Lait d'Hébé**, parfum suave exempt d'acide, de sels de plomb et de résine, qui est incontestablement préférable à la meilleure des eaux prônées dans les journaux, et la plus hygiénique pour cet usage. Les Parisiennes, à l'exemple des femmes orientales, apportent des soins tout spéciaux à cette toilette indispensable à la propreté du corps; il n'en est pas une qui ne fût profondément blessée d'entendre dire qu'elle exhale une odeur de femme malpropre; ce serait la plus sanglante injure qu'on pût lui faire. — Les vraies Parisiennes ont un penchant marqué pour les parfums et les fleurs [1], qui sont une des joies de leur vie; il faut leur pardonner d'être un peu légères et

[1] Les *Parfums de la Toilette*, ouvrage des plus intéressants et des plus utiles, où sont dévoilés les produits dangereux du charlatanisme et, par opposition, les recettes les plus favorables à la *beauté* sans nuire à la santé. (*Paris*, chez Dentu éditeur. Prix : 3 fr.)

capricieuses, car elles sont bonnes, aimables, spirituelles, de plus elles possèdent un cœur compatissant et généreux.

III

L'*ombilic* ou nombril, forme ordinairement un creux où s'accumule la transpiration, la sueur et où s'arrête la poussière; lorsqu'on oublie de le nettoyer, sa malpropreté jure au milieu de la peau blanche de cette région. Beaucoup de personnes, d'ailleurs très-propres, commettent cet oubli, nous appelons leur attention sur ce point.

A la partie médiane de la base du tronc, s'ouvre l'orifice inférieur du canal alimentaire, l'*anus* qui, chez la femme, n'est séparé de la commissure vulvaire inférieure que par un mince détroit appelé periné. Cette ouverture d'où sortent, chaque jour, les résidus de la digestion, doit être l'objet de la plus stricte propreté, c'est incontestable. — On recommande expressément de ne jamais faire usage de papiers qui ont servi d'enveloppes aux diverses choses achetées, ni de feuilles de journaux, puisqu'on ignore par quelles mains ils ont passé. Dans le commerce de détail il y a tant d'objets dégoûtants, malpropres, irritants, contaminés qu'il serait imprudent de mettre le papier qui les a enveloppés, en contact avec une partie du corps recouverte d'un épiderme mince ou d'une membrane muqueuse délicate. — Les *Annales de médecine* rapportent plusieurs cas d'absorption virulente à ce sujet; nous croyons utile d'en placer quelques-uns sous les yeux du lecteur pour le mettre en garde contre le danger des papiers d'origine suspecte.

IV

Le docteur Colmet, rédacteur en chef du journal l'*Hygiène*, fut appelé chez une dame âgée de 35 ans, et veuve depuis dix ans, pour une maladie secrète ; voici les symptômes qu'elle offrait :

Végétations au pourtour de l'anus; gonflement des veines hémorrhoïdales; — ulcérations de mauvais aspect à la commissure vulvaire inférieure; — écoulement jaunâtre par le vagin; — tuméfaction des grandes lèvres, etc... Cette dame lui apprit qu'elle était restée vierge de tout contact depuis son veuvage; qu'elle n'avait jamais fréquenté que des personnes propres et honnêtes, et n'avait jamais eu d'autre maladie que celle-ci, à son grand étonnement. Le docteur lui fit comprendre, avec toutes les précautions de langage, qu'elle offrait les signes caractéristiques d'une infection vénérienne.

La pauvre dame poussa un cri d'horreur ! et fondit en larmes.

A la suite de diverses questions que lui adressa le médecin, elle lui confia, que, depuis six mois, elle se servait, pour usage secret, d'un papier souple et très-fin dans lequel son pâtissier enveloppait les gâteaux qu'elle mangeait à ses repas.

A cette confidence les traits du docteur revêtirent l'expression de l'homme qui a résolu un problème.

— Ne vous désolez point, madame, ayez confiance en moi ; je repasserai demain pour vous donner le diagnostic de votre maladie, peu dangereuse, et le traitement qui doit la guérir.

Par une de ces coïncidences aussi rares qu'étranges, le docteur donnait ses soins au premier garçon du même pâtissier qui fournissait les gâteaux à cette dame,— ce garçon était atteint de bubons ulcérés qu'il pansait lui-même.

Sur la demande du médecin, s'il prenait la précaution de se laver scrupuleusement les mains, après chaque pansement?... le garçon répondit affirmativement ; puis il ajouta en riant :

— Dame! je l'oublie quelquefois, quand l'ouvrage presse.

Plus de doute pour le docteur, cette réponse lui donna la certitude qu'un atome de virus, déposé sur un des papiers, par les doigts souillés du syphilitique, avait suffi pour transmettre l'infection à cette malheureuse dame.

Le docteur alla, le jour même, visiter la malade, lui fit connaître le mode de transmission du mal qui la désolait et, après avoir calmé les premiers accès de sa légitime douleur, obtint d'elle une entière soumission au traitement qu'il lui prescrivit. Il sortit en lui donnant l'espoir qu'elle serait délivrée, avant trois mois, du virus qui l'empoisonnait.

V

Je citerai, pour mon propre compte, trois cas de contagion par les pièces de monnaie de *billon*, noires, poisseuses, dégoûtantes lorsqu'elles ont passé par les mains d'une foule de personnes de bas commerce, d'épiciers et de marchands des halles, d'une saleté repoussante. — Beaucoup de ces pièces sont encroûtées d'une crasse épaisse, formée de couches de graisse, de fromage et de matières visqueuses, superposées les unes sur les autres. Des atomes contagieux peuvent très-facilement s'attacher à cette crasse et contagionner les imprudents qui, ayant palpé des *sous* crasseux, portent leurs doigts aux lèvres, au nez, aux yeux ou sur une peau gercée à vif. — J'ai connu deux bonnes et une dame saines et de belle santé, qui ont été victimes d'une semblable infection.

La première, en échange d'une pièce d'argent, reçut des sous contaminés ; ayant commis l'imprudence de se gratter l'intérieur du nez, sans avoir lavé ses mains, une vive irritation se déclara dans la narine gauche ; quelques jours plus tard, un énorme bouton s'y développa et son mauvais aspect l'obligea d'entrer à l'hospice.

La seconde personne avait compté plusieurs fois des sous malpropres en faisant des achats ; de même que la première, sans avoir pris la précaution de se laver les mains, elle les porta sur ses lèvres gercées. — Trois jours après, les lèvres et les commissures de la bouche se couvrirent de pustules qui, en peu de temps, envahirent le menton et le cou. Cette éruption alarmante nécessita son entrée à l'hôpital.

La dame, sujet de la troisième observation, quoique gantée, venait de renfermer dans son porte-monnaie des sous crasseux, lorsqu'éprouvant une démangeaison soudaine à l'œil gauche, elle le frotta à diverses reprises, sans se déganter. Le lendemain son œil était d'un rouge sanglant et très-douloureux. La violente inflammation se propagea du globe de l'œil aux deux paupières et dégénéra bientôt en ophthalmie purulente dont elle faillit perdre l'œil. La guérison fut très-longue à s'opérer, et exigea toutes les ressources de l'art.

Évidemment ces trois personnes, jouissant d'une bonne santé antérieurement, et n'ayant été soumises à aucune autre cause morbide, durent à cette sale monnaie les tristes maladies qui les affligèrent, pendant de longs mois, et dont elles portèrent longtemps les traces.

De pareils accidents se renouvellent tous les jours; il suffit d'en signaler la cause à nos lecteurs pour en prévenir les tristes conséquences.

Je ne suis pas le seul à signaler les dangers découlant de cette source : — Un médecin spécialiste, très-couru pour les affections de la peau, me disait un jour : — « Dans le monde on ne se doute nullement du grand nombre d'affections cutanées, depuis l'irritation éphémère jusqu'à la maladie grave et tenace, qui n'ont d'autre cause qu'un contact impur. Je ne comprends pas que les dames d'une propreté recherchée, aux doigts blancs et parfumés, puissent palper, sans dégoût, la monnaie, même d'argent, passée dans une foule de mains inconnues qui y ont laissé leur empreinte crasseuse.

Évidemment ce contact ne peut qu'être malsain dangereux. » — Le docteur ajouta : Chaque matin je fais laver et brosser l'argent que je mets dans mon porte-monnaie,et lorsque, par hasard je fais un achat, j'enveloppe dans un papier sans la toucher, la monnaie qu'on me rend.

CHAPITRE XVI

DES BAINS GÉNÉRAUX ET LOCAUX

CONSIDÉRÉS COMME AUXILIAIRES DE **LA SANTÉ ET DE LA BEAUTÉ**

Nous avons démontré, dans le chapitre précédent, le rôle dévolu aux vaisseaux *exhalants* et *absorbants* de la peau; l'équilibre parfait de ces deux ordres de vaisseaux est d'une nécessité absolue au maintien de la santé. Si les exhalants sont obstrués, l'équilibre sera rompu et la maladie imminente ; le seul moyen préservatif est d'en opérer promptement la désobstruction. — La fonction des vaisseaux exhalants, on le verra plus bas, est de chasser de notre corps une partie de l'eau absorbée pour le nourrir, et qui, *dénaturée* par les organes de la digestion, ne peut désormais plus servir à l'entretien de la vie. — Nous buvons, nous mangeons, notre estomac est une *cornue* [1]

[1] *Hygiène spéciale de la digestion*, ouvrage écrit pour les gens du monde, dans lequel sont résumés les curieux phénomènes qui accompagnent la digestion, en état de santé et de maladie. Sa lecture peut servir de guide aux personnes atteintes d'affections des voies digestives. (Dentu, Palais-Royal.)

où s'opère la première décomposition des substances alimentaires. — Les intestins sont des tubes adaptés à cette cornue merveilleuse, dans lesquels s'achève la transformation de ces substances, en *chyle* ou fluide nutritif assimilable à nos organes. — L'eau est aussi un aliment nécessaire, indispensable ; sans eau point de vie possible sur le globe terrestre ; l'eau est la condition *sine quâ non* de toute existence végétale et animale. — La digestion amène une partie de cette eau dans le sang, pour réparer ses pertes incessantes ; l'autre partie, devenue inutile, est rejetée au dehors, sous trois formes distinctes : en sueur, en urine et en vapeur. — Les reins éliminent du sang, l'eau et les sels qu'il charrie. — Le poumon chasse de la vapeur d'eau chargée d'acide carbonique. — La peau est le grand émonctoire par lequel s'échappe, sous forme de transpiration ou de sueur, l'eau qui ne peut plus servir à entretenir la vie. — Si dans un de ces appareils d'organes, un obstacle s'oppose à la sortie de l'eau, l'équilibre, nous le répétons, se trouve bientôt détruit et diverses maladies en sont la conséquence.

La peau, comme organe présentant le plus de surface, offre, par cela même, plus de prise aux agents nuisibles extérieurs. Il est, dès lors, facile de comprendre l'intérêt qu'il y a de la maintenir dans son intégrité fonctionnelle. C'est en la soustrayant aux brusques vicissitudes atmosphériques, en la préservant des chocs, blessures ou des contacts nuisibles ; c'est en nettoyant ses pores par de fréquents lavages, des ablutions, des bains partiels et entiers, suivis de frictions ou de massage qu'on arrive à conserver, à l'organe cutané, sa fraîcheur, sa souplesse et le libre exercice de ses fonctions exhalantes et absorbantes.

NOTE INDICATIVE SUR LES DIFFÉRENTS GENRES DE BAINS

Les bains se divisent en plusieurs genres :

Bains d'eau froide,
— d'eau tiède,
— d'eau chaude,
— émollients ou adoucissants,
— astringents,
— savonneux excitants,
— cosmétiques ou favorables à la santé.
Etc., etc., etc.

Il ne saurait être question, ici, des bains médicinaux, des bains d'eaux minérales et thermales qui ont été décrits, en détail, dans notre *Hygiène des Baigneurs* ; nous y renvoyons le lecteur.

PROPRIÉTÉS DE L'EAU

Selon les degrés de calorique naturel ou ajouté.

L'eau naturelle, selon ses degrés de température, possède quatre propriétés :

1° Froide, 0° — elle est tonique.

2° Tiède, 15 à 20° degrés, elle est émolliente.

3° Chaude, 36 à 40°, elle est excitante.

4° Bouillante, 90 à 100°, elle est vésicante.

On ne se sert de cette dernière que pour obtenir un vésicatoire instantané.

Si à l'eau naturelle d'un bain, on ajoute des substances végétales ou minérales, en quantité suffisante, on aura un bain composé : — adoucissant, — astringent, — aromatique, — tonique, etc., selon les propriétés des ingrédients ajoutés ; nous en donnerons tout à l'heure quelques exemples.

BAIN DE PROPRETÉ OU D'EAU NATURELLE

A la température de 20 à 35 degrés centigrades selon l'impressionnabilité du tempérament

La manière de prendre un bain de propreté n'est pas indifférente, pour arriver au but qu'on se propose d'atteindre.

Se placer dans une baignoire, y rester 30 à 40 minutes, puis, en sortir sans frictions ni savonnage, ainsi que le font la plupart des baigneurs, c'est simplement rafraîchir la peau et absorber un peu d'eau par ses pores ; mais ce n'est pas se nettoyer. En effet, l'enveloppe cutanée, sur toute sa surface, est recouverte d'un enduit onctueux, très-peu sensible aux parties journellement lavées, mais très-facile à reconnaître sur les parties cachées sous les vêtements. Or, l'eau tiède glissant sur les corps gras sans les dissoudre entièrement, n'enlève qu'une très-minime partie de l'enduit cutané ; l'autre partie s'attache aux parois de la baignoire au niveau de l'eau, ainsi qu'on peut le remarquer. Donc, un bain sans frictions ni savonnage ne saurait être considéré comme nettoyant la peau. — Voici la manière la plus simple de prendre le bain de propreté avec ses avantages :

Après être resté 15 à 20 minutes dans le bain, on sort un bras de l'eau et on le frotte, en tous sens, avec la main opposée, en appuyant fortement, jusqu'à ce qu'on sente rouler sous ses doigts de minces boulettes oblongues ; on continue les frictions jusqu'à ce que l'épiderme soit tout à fait nettoyé. — On pratique les mêmes frictions sur l'autre bras. — Ces petites boulettes, de couleur blanchâtre, chez les personnes propres, et brunâtres chez celles qui usent rarement du bain, sont produites par l'enduit onctueux de la peau, sur lequel s'est fixée la poussière qui se détache en minces boulettes sous les frictions réitérées. Ordinairement incolore, cet enduit se rembrunit aussi par les rayons solaires et contribue à former ce qu'on nomme le *hâle* ; il finirait par obstruer les pores, si une longue négligence le laissait s'épaissir en couches superposées. L'obstruction des pores est aussi nuisible à la santé qu'à la beauté, puisqu'elle occasionne des maladies locales de la peau, souvent des dérangements, des malaises et quelquefois des affections assez graves pour nécessiter la présence du médecin.

Les bras ayant été entièrement nettoyés, on sort d'abord une jambe de l'eau, on opère comme sur les bras ; on sort ensuite l'autre jambe qui est soumise à la même opération. Les bras et les jambes étant nettoyés de leur enduit onctueux, on se lève droit dans la baignoire et l'on recommence les frictions sur la poitrine, les flancs, les lombes et le dos, si on le peut ; en un mot, sur le torse entier, toujours en appuyant les mains sur la peau ; car plus la pression frictionnelle est forte, plus est considérable la quantité de boulettes qui se détachent de l'épiderme.

L'opération étant terminée, on se replonge dans le bain. — Un instant après on se lève droit, de nouveau, pour savonner le corps entier avec un savon doux[1] (*le savon au lait d'Hébé*). On commence le savonnage du corps par les bras, le cou, la poitrine, le tronc et l'on termine par les jambes et les orteils. On frictionne vivement, le corps se couvre de mousse parfumée et, enfin, on se replonge encore une dernière fois dans le bain, pour débarasser entièrement la peau de la mousse savonneuse. Après la sortie du bain et le séchage complet du corps, on recommande le repos pendant une demi-heure et, mieux une heure, avant de se livrer à ses affaires.

Nous affirmons, avec la certitude de l'expérience, que les personnes qui useront du bain, selon le procédé qu'on vient de lire, nettoieront l'enveloppe de leur corps le plus parfaitement qu'il soit possible. Il n'y a, en réalité, que les bains de vapeur, avec *massage*, qui puissent être opposés au bain que nous venons de décrire. Celui-ci est le *pétrissage* de la peau par une main étrangère ; notre procédé est le *frictionnage* du corps entier de sa propre main, et que tous peuvent pratiquer. D'autre part, les établissements de bains orientaux n'existent que dans les grandes villes ; ils sont très-rares dans les petites villes,

[1] Voyez à ce sujet l'*Hygiène du visage et de la peau*. Chez Dentu, libraire à Paris.

et les villages en sont privés, tandis que partout on trouve des bains ordinaires, mais suffisants pour déterger la peau de son enduit onctueux, si l'on ne pratique pas les frictions et le savonnage que nous venons de recommander.

Nous pensons qu'il n'est pas inutile de mettre sous les yeux du lecteur les formules de quelques bains composés, dont l'expérience a prouvé les effets salutaires sur la peau et la santé.

BAINS COMPOSÉS

Cés sortes de bains, dont il existe une assez grande variété, se préparent avec l'eau naturelle à laquelle on ajoute les substances médicinales ou cosmétiques, selon l'usage qu'on veut en faire. — Les bains médicinaux et d'eaux-minérales ayant été décrits dans notre *Hygiène des Baigneurs*, nous ne donnerons, ici, que quelques formules des plus favorables à l'hygiène de l'organe cutané.

I

Bain émollient

Racines coupées de guimauve. .	150	grammes
Graines de lin.	150	»
Son.	1,000	»

Faites bouillir dans suffisante quantité d'eau

de rivière ; passez à travers une passoire et ajoutez cette décoction, très-émolliente, à l'eau d'un bain préparé à l'avance.

Ce bain est excellent pour adoucir et rafraîchir les peaux échauffées et irritées ; il agit sur l'enveloppe du corps de même que les lotions émollientes partielles, ordonnées par le médecin. Pour en retirer ces avantages, il est nécessaire de prendre trois ou quatre bains semblables, de deux jours en deux jours.

II

Bain tonique, aromatique.

Thym.	200 grammes.
Lavande.	200 »
Menthe poirée.	150 »
Frenouil.	200 »
Origan.	200 »
Sauge.	200 »
Marjolaine.	150 »
Anis concassé.	100 »
Girofle —	30 »

Faites bouillir le tout dans huit litres d'eau de rivière ; passez ensuite à travers une étamine et versez dans un bain ordinaire.

Ce bain tonifie les peaux molles des tempéraments lymphatiques, combat la flaccidité des organes extérieurs, et laisse sur le corps entier un parfum des plus agréables.

III

Bain savonneux

Savon animal.	750 grammes.
Soude du commerce.	300 »

Coupez le savon en minces lamelles, jetez-le dans une bassine avec :

Eau de rivière.	3 litres.

et faites fondre à un feu doux en remuant avec une spatule ; ajoutez peu à peu le sous-carbonate de soude pour favoriser la dissolution du savon et cinq grammes d'essence de thym.

Quand tout est fondu, versez dans l'eau d'un bain ordinaire.

Ce bain excite légèrement la peau et la nettoie très-bien.

IV.

Bain sulfureux simple.

Sulfure de potassium.	125 grammes.
Eau de rivière.	500 »

Faites dissoudre et conservez dans un flacon hermétiquement bouché. — Versez dans un bain ordinaire le contenu du flacon ; — agitez l'eau en tous sens pour opérer le mélange, et placez-vous dans le bain.

Employé contre les éruptions psoriformes de la peau.

MANULUVES ET PÉDILUVES

Pour toute personne propre et soigneuse de son corps, le lavage des mains et des pieds est d'une rigoureuse nécessité. — Il faut laver ses mains chaque fois qu'on a touché à des substances alcalines ou acides ; à des matières qui tachent la peau ou y laissent une mauvaise odeur ; surtout lorsqu'on a palpé des objets ou de la monnaie qui ont pu être contaminés, le lavage au savon est dans ce cas indispensable ; on a lu, plus haut, les terribles effets sur la santé, des monnaies couvertes de souillures.

Les pieds doivent être également soumis à une toilette régulière afin que la transpiration, concentrée dans la chaussure, n'exhale point de mauvaise odeur, et aussi pour éviter les irritations, les durillons, cors et autres petites infirmités qui se développent sous l'influence de la malpropreté. Dans notre *Hygiène des mains et des pieds*, le lecteur trouvera le détail des soins à donner à ces organes et les moyens de prévenir ou de combattre les maux auxquels ils sont sujets.

CHAPITRE XVII

LE TACT ET LE TOUCHER

Le rôle que remplit ce sens, dans la question qui nous occupe, est indubitable : les considérations suivantes le prouveront. De tous les organes composant le corps humain, la peau est celui qui offre le plus de superficie. Sur son vaste réseau nerveux, les *papilles*, siège du tact et du toucher, sont répandues à profusion.

Le *tact* est le sens qui reçoit l'impression des objets sur lesquels s'exerce le *toucher*. — La différence qui existe entre le tact et le toucher est la même qui existe entre *voir* et *regarder* — *entendre* et *écouter*. Cette distinction faite, nous poursuivons notre dissertation.

Considéré au point de vue de son étendue, le sens du tact doit nécessairement avoir des rapports plus multipliés avec les corps ambiants que les autres sens; il semblerait même que l'ouïe, le goût, l'odorat et la vue ne soient que des modifications du tact.

Le tact, par les notions qu'il transmet au cerveau, veille, aussi bien que les autres sens, à la conservation de l'individu; c'est ce que prouve l'observation des personnes paralysées d'un bras, d'une jambe, etc. Quelques-uns de ces paralytiques se trouvant seuls et endormis, auprès d'un foyer incandescent, ont eu les membres profondément brûlés, sans rien éprouver. Il est évident que si le tact n'avait pas été anéanti, chez ces infirmes, ils se seraient retirés du feu, ou auraient appelé à leur secours à la première sensation de brûlure.

Le *tact* est un guide sûr pour nous préserver des influences atmosphériques nuisibles. — On cherche à se protéger contre les grands froids, par des vêtements chauds, et contre la chaleur, par des vêtements légers et blancs; parce que ces derniers réfléchissent le calorique, tandis que les étoffes noires l'absorbent. — Nous évitons les corps aigus, tranchants qui pourraient nous blesser. — Le contact d'un objet dégoûtant agit sur les organes de la digestion et peut, sur les sujets impressionnables, provoquer le vomissement. — Le contact glacé d'un reptile produit une horripilation et parfois des convulsions chez les personnes nerveuses et craintives. — Le contact d'un corps velouté, moëlleux, arrondi,détermine une sensation agréable qui peut éveiller certains désirs. Nous verrons, plus loin, que l'exercice du tact et du toucher est un puissant auxiliaire de la génération.

Le sens du tact est sujet à plusieurs altérations dont quatre principales :

1° L'augmentation morbide de la sensibilité, dans les irritations cutanées.

2° La *diminution* de la sensibilité tactile par l'épaississement de l'épiderme, suite de la profession, de l'âge et de certaines maladies de la peau.

3° La *perversion* du tact se manifeste dans plusieurs névralgies et vésanies des nerfs de la vie animale : on voit des individus rechercher le contact des corps chauds et brûlants ; d'autres, au contraire, ne peuvent souffrir la chaleur et se complaisent à toucher les corps glacés.

4° La *suspension* de la sensibilité cutanée a lieu dans les fortes contusions, les cicatrices larges et profondes, dans quelques affections du réseau nerveux de la peau. On a constaté que le sens du tact suspendu, peut, à la longue, se rétablir chez les jeunes sujets.

L'exercice forcé du tact et du toucher, chez

les aveugles, élève ce sens à un degré de délicatesse qui tient du prodige et remplace la vue pour les choses usuelles ; parmi les faits nombreux qui le prouvent, on cite :

L'aveugle de Piseaux qui confectionnait des ouvrages manuels les plus minutieux. — L'antiquaire Saunderson, aveugle depuis longtemps, distinguait facilement, au toucher, une médaille vraie d'une fausse. — Le célèbre organiste Hollandais, atteint de cécité complète, exécutait avec une remarquable précision, les *morceaux* les plus difficiles, et continuait à donner des leçons de clavecin fort appréciées. Jusque-là, rien de trop surprenant ; mais, où se révélait l'excessive délicatesse de son toucher, c'était aux jeux de cartes et d'échecs, de l'avis du chevalier de Grammont, passé maître dans ces jeux, « c'était un joueur redoutable. » Le sculpteur Ganivasius, devenu aveugle, continua néanmoins à s'occuper de son art ; il lui suffisait de palper les objets qu'il voulait modeler pour exécuter ces objets en argile, d'une parfaite ressemblance.

La liste des aveugles, au toucher prodigieux, serait longue à rapporter ; nous nous bornons aux exemples cités.

HYGIÈNE DU TACT ET DU TOUCHER.

D'après les philosophes naturalistes, c'est à l'admirable conformation de sa main que l'homme doit, en partie, sa supériorité sur les autres animaux qui peuplent la terre. — La délicatesse du toucher dépend, d'abord, de la finesse de l'épiderme et de sa propreté ; ensuite, du développement complet du réseau nerveux qui forme, à la pulpe des doigts, des papilles d'une sensibilité plus ou moins exquise, selon le tempérament et la condition sociale de la personne.

Les préceptes hygiéniques se résument ainsi : — Les manuluves avec des savons doux et mieux avec des pâtes onctueuses, telle que la *Pâte callidermique*[1]. — Éviter le passage brusque du chaud au froid et du froid au chaud, autrement dit ne pas tremper les mains dans l'eau chaude immédiatement après les avoir sorties de l'eau froide, et *vice versâ*. — Ne pas les approcher du feu lorsqu'elles sont glacées. Enfin, les soustraire aux agents extérieurs qui pourraient endommager leur tissu. — L'usage des gants

[1] Consultez l'ouvrage titré : Les *Parfums de la toilette*, où sont analysés les *cosmétiques dangereux* et formulés les *cosmétiques* favorables à la *santé* et aussi à la *beauté* de la peau.

de peau est un très-bon moyen de conserver la douceur et la blancheur de la peau. — Nous nous arrêtons ici à ces courtes indications. — Dans notre traité d'*Hygiène des mains et des pieds*, sont indiqués tous les moyens connus de conserver la beauté de ces organes, ainsi que de redresser leurs imperfections et de guérir les diverses maladies auxquelles ils sont sujets.

V

Le sens génital.

L'instinct génital, ainsi nommé naguère, est considéré aujourd'hui comme le sixième sens ; il mérite bien cette qualification par la grande fonction procréatrice qui lui est dévolue. — La nature nous a donné des sens qui, tous, remplissent un rôle distinct pour notre conservation personnelle et nos plaisirs. Le rôle de la propagation de l'espèce humaine serait-il moins important?... Cela n'est pas admissible.

L'homme éprouve autant le besoin de propager son espèce, qu'il éprouve celui de se servir de ses cinq autres sens. — Le sens génital est le siége d'une sensation que tous les êtres vivants recherchent et vers laquelle ils sont irrésistiblement poussés.

L'anatomie démontre que chaque sens est

composé d'un système d'organes dont le travail aboutit à une fonction ; le sens génital possède, comme ses homonymes, un système semblable pour remplir sa fonction spéciale, et, de plus, sa fonction est d'une nécessité si absolue que, sans elle, la vie humaine cesserait sur notre globe : ce que n'a pas voulu la nature, puisqu'elle nous a donné un organe pour la reproduction de notre espèce. Toutes ces circonstances réunies, il nous paraît impossible de refuser à ce système d'organes, la qualification de *sens génital.*

Le sens génital se confond avec le tact et le toucher, ces deux derniers sont tout à fait nécessaires à compléter le premier; car c'est par le contact que le sens génital accomplit sa fonction naturelle; ils marchent donc de pair, ensemble ; mais, ils diffèrent quant au but.

Si l'empire du tact est le plus étendu de tous les sens, le sens génital prime les autres sens, sous le rapport de l'amour physique. Certes, il y a du charme à admirer une jolie femme, à caresser des yeux les formes gracieuses de son corps. On écoute avec plaisir les notes pures qui sortent de sa bouche ; la vue et l'ouïe sont charmées, mais c'est dans le tact et le sens génital que résident les voluptés de l'amour. — Hâtons-nous de dire que dans ce jeu attrayant qu'on nomme amour, tous les sens font leur partie ; les quatre premiers commencent le jeu, les deux derniers le finissent. Il n'est peut-être pas un de nos lecteurs qui ne se soit livré à cet aimable jeu.

Quel est celui de nous qui, pendant sa première jeunesse, n'a pas aimé une jeune fille de cet amour sentimental aussi pur que son cœur? Obtenir d'elle un regard, un sourire suffit à cet âge pour être heureux ; — lui dérober une fleur fut une conquête. — Peu à peu, gagnant du terrain, vous pûtes lui déclarer votre passion et lui presser la main, sans l'effaroucher. — La jeune fille rougit, baissa les yeux et reçut de vous les plus doux serments.— Plus tard, lorsqu'arriva le moment fortuné où il vous fut permis de déposer un baiser sur son front virginal, vous tressaillîtes de la tête aux pieds, galvanisé par ce doux contact... Ce premier baiser laisse ordinairement au cœur une empreinte ineffaçable; le vieillard s'émeut encore et sourit à ce charmant souvenir.

Que d'heures délicieuses on passe avec celle qu'on aime!... Les inquiétudes, les soucis, les tourments sont oubliés ;l'*aphrodisie* (l'amour) absorbe le corps et l'âme à la fois... Le sourire sur les lèvres, le désir dans les yeux, on se prodigue les plus tendres caresses, les serments les plus doux.— Que de bonheur et d'ineffables voluptés pendant ces trop rapides heures d'un premier amour!

HYGIÈNE DU SENS GÉNITAL.

Nous n'avons que fort peu de choses à dire sur cette question, attendu qu'elle a été traitée en maints endroits de cet ouvrage, et particulièrement au chapitre consacré à la description des organes génitaux de l'homme et de la femme. Nous ne pouvons donc que répéter ces conseils :

Jamais, au grand jamais! d'excès dans les plaisirs aphrodisiaques. De même qu'on a des heures pour le boire et le manger, la veille et le sommeil, la copulation doit être assujétie à des règles, et c'est sagesse de s'y conformer. — Abus des plaisirs vénériens sape le physique et le moral, ruine les tempéraments les plus robustes, la plus forte santé, et conduit ordinairement à l'impuissance. Mais, là ne se bornent pas les ravages de ces excès continués : à la suite de l'ébranlement nerveux si souvent provoqué, arrive l'hébétude, la démence.., et la maladie *consomptive* qui n'a d'autre issue que la tombe...

CHAPITRE XVIII

DE L'INSTINCT GÉNITAL

CHEZ LES PEUPLES DE L'ANTIQUITÉ

L'instinct sexuel domina despotiquement le paganisme qui attribuait aux Dieux les passions humaines. — La nombreuse famille du ciel olympien ne croyait pas déroger à sa nature divine en séduisant les jolies mortelles et les beaux garçons. Le maître des Dieux, et Vénus sa fille, gratifiaient volontiers la terre de plusieurs demi-dieux. Or, les mœurs des peuples qui admettaient une théogonie aussi sensuelle, devaient nécessairement s'en ressentir. — Les temples à Vénus *vulgaire* pullulaient dans la Grèce ancienne ; Larcher, dans ses laborieuses recherches, en a compté jusqu'à 257, et encore n'a-t-il relevé que les plus célèbres. — Chaque temple était entouré d'un bois sacré où s'accomplissaient d'amoureux mystères. Les filles sans fortune, fréquentaient ces temples pendant certains mois de l'année, pour s'y procurer une dot. C'était l'usage de ces temps-là ; aucun n'y trouvait à redire.

Parmi les brillantes fêtes païennes se distinguaient les Aphrodisies, fêtes mêlées de chants et de danses, en l'honneur de Vénus, durant lesquelles il était permis aux jeunes filles de choisir des époux.

Le culte de Vénus vulgaire et de Priape était scrupuleusement suivi dans toute la Grèce et, en particulier, à *Lampsaque*, où les femmes portaient en procession, le *Phallus*, emblème de la virilité. Des Bacchantes dansaient autour de cet emblème, agitant leurs thyrses et poussant des cris aigus, avec gesticulations significatives. A la suite de ces *phallophories*, les femmes, violemment surexcitées, oubliant toute pudeur, se livraient à des actes qu'il n'est pas besoin de particulariser. Ces fêtes, où les attraits féminins, à peine gazés, s'offraient dans leur voluptueux éclat, avaient tellement développé l'instinct sexuel, que le législateur Solon fit venir des courtisanes à Athènes, pour mettre les femmes honnêtes à l'abri de la passion des jeunes hommes.

Ce fut surtout à Corinthe que le nombre des courtisanes se multiplia considérablement; la situation topographique de cette ville, assise sur un isthme, en faisait un centre de commerce très-fréquenté des étrangers. — Neuf temples, érigés sous l'invocation de Vénus, par les plus habiles architectes, décorés par les premiers artistes, et desservis par de jeunes et jolies femmes, attiraient la foule des hommes de tous pays dans cette riche cité. La prostitution y était presque en honneur : on y éleva des statues à *Phryné*, à *Laïs;* ce qui fit dire à *Cratès*, philosophe cynique : Voilà des monuments élevés à l'incontinence des Grecs, par les Corinthiens de la décadence. — Les courtisanes, entretenues aux frais de l'État, étaient considérées comme le palladium de la ville de Corinthe. Après la défaite des Perses, qui menaçaient d'envahir l'Attique et le Péloponèse, le peuple attribua la victoire des Grecs à ces prêtresses de Vénus; et, pour en perpétuer la mémoire, il fit placer, dans le plus magnifique des neuf temples consacrés à cette déesse, un immense tableau représentant les courtisanes obtenant d'elle la déroute de l'ennemi. — Ce fait, pris entre beaucoup d'autres, suffit pour démontrer l'énorme influence de l'appétit génital sur les mœurs de cette lointaine époque.

SECTION I

Les Romains, qui avaient emprunté aux Grecs leurs Dieux et leurs Déesses, surpassèrent encore leurs maîtres en débauches, en dépravation... Les saturnales et lupercales qui, dans le principe, n'avaient rien de licencieux, finirent pas dégénérer en orgies. Mais, ce furent surtout les bacchanales et priapées qui portèrent le dernier coup aux mœurs déjà très-relâchées. Ces dernières fêtes furent la plus haute expression du délire génital... Il s'y passait des choses qu'on ne peut relater dans notre langue ;il faut lire les historiens Salluste, Suétone, et la description du festin de Trimalcion de Pétrone,pour se faire une idée du libertinage effréné des patriciennes, sous les empereurs Tibère, Néron, Claude, Calligula, etc. Si le tableau tracé par ces historiens n'est point chargé, on restera stupéfait et l'on sera forcé d'avouer que les honteux déportements auxquels se livraient les hauts personnages de cette époque de décadence, surpassent tout ce que l'imagination peut enfanter.

Le sénat ayant promulgué une loi sévère pour arrêter les déportements féminins, on vit des patriciennes et de riches plébéiennes, pour éluder la loi, aller se faire inscrire sur le registre des maisons de tolérance. Mais, hâtons-nous de le dire, ces violents désirs ne s'offraient que chez un petit nombre de femmes; la généralité, menant une vie tranquille, était à l'abri des excitants mondains et des dérèglements de l'imagination.

SECTION II

La Rome du moyen âge eut aussi ses jours de sang et de mœurs dissolues : — la famille des Borgia est restée comme type infâme en ce genre de souillures.

Ce fut toujours dans les grands centres de population que l'on rencontra l'érotisme effréné : *Sardes*, *Ninive*, *Babylone*, *Memphis*, *Corinthe*, la *Rome* des Césars et du moyen âge, en ont offert de nombreux exemples. Notre société moderne, quoique moins dissolue que l'ancienne, n'en est pas exempte. Si la ville de *Lampsaque* eut ses priapées et Rome ses *bacchanales*, chez nous, au temps de la Régence, de triste mémoire, après l'orgie bachique et les bougies éteintes, sous les royaux lambris, on passait aux orgies de la luxure.

§ I

La passion génitale des hommes est un malheur pour les nations, lorsque ces hommes sont des princes, de hauts fonctionnaires ou des privilégiés de la fortune, parce qu'il en est, parmi eux, qui se rendent criminels pour arriver à posséder la femme qu'ils convoitent et qui ose leur résister. — D'un autre côté, si la femme convoitée a des instincts pervers, si elle connaît l'art de séduire, de capter la confiance, les faveurs des hommes puissants, à combien de folies, à combien de crimes ne peut-elle pas les entraîner! Les annales de l'histoire sont semées de faits qui démontrent péremptoirement l'irrésistible influence du sens génital sur les actions des hommes; et, si l'on se donne la peine de consulter ces annales, on acquerra la conviction que, parmi les grands événements qui ont changé, arrêté ou précipité la marche des nations, beaucoup reconnaissent pour cause le développement excessif de l'appétit vénérien.

§ II

Les investigations anatomiques de la *phrénologie* ont démontré que les ardeurs génitales naissaient d'un cervelet volumineux, servi par une imagination érotique. — Les sujets ainsi constitués sont assiégés sans cesse de désirs vénériens qu'ils cherchent à satisfaire, et, pour y arriver, tous les moyens sont bons: ruse, hypocrisie, serments, déloyauté, violence, tout, jusqu'au crime!... La fièvre génitale n'est pas encore arrivée, chez eux, au degré du satyriasis, mais elle s'attache à leur cerveau, devient la pensée dominante, et lorsqu'elle s'efface pour quelques instants, elle reparaît bientôt, plus pressante, à la vue du sexe opposé. C'est pourquoi les hommes de cet acabit sont dangereux, car ils corrompent les femmes et, pour peu que celles-ci soient disposées à l'érotisme, elles oublient la retenue imposée à leur sexe.

CHAPITRE XIX

HERMAPHRODISME.—HERMAPHRODITES[1]

Étymologie et définition pour les lecteurs peu familiarisés avec ces deux mots.

Hermaphrodite, mot composé de deux noms grecs : — **Hermès** (*Mercure*) **Aphrodite** (*Vénus*). — **Hermaphrodisme** indique l'espèce; **Hermaphrodite** l'individu.

La mythologie grecque nous apprend que des amours de Mercure(*Hermès*) et de Vénus(*Aphrodite*) naquit un bel enfant qui porta le double nom de ses père et mère.

Cet enfant fut élevé par les nymphes du mont Ida. Devenu grand, il alla visiter *Aphrodisia*,

[1] C'est pour satisfaire la curiosité de certains lecteurs, qui n'auraient pas eu l'occasion de voir, au naturel ou en portrait, un hermaphrodite, que nous terminons l'ouvrage par cette étude sur l'hermaphrodisme.

ville de Carie, où s'élevait un temple magnifiqué sous le vocable de sa mère. Un jour, on était au plus fort de l'été, le soleil brûlait la campagne, Hermaphrodite, accablé de chaleur, dirigea ses pas vers un bosquet pour s'y reposer; une rivière ombragée coulait au milieu; la limpidité de ses eaux l'engagea à se baigner.— La Naïade *Salmacis* l'ayant aperçu en devint éperdument amoureuse; mais Hermaphrodite resta indifférent... et, comme il s'éloignait, Salmacis éplorée supplia les Dieux d'unir étroitement son corps à celui du beau jeune homme qu'elle adorait, de façon que les deux corps n'en formassent plus qu'un seul possédant les deux sexes. — Sa prière fut aussitôt exaucée.

Telle est la fable que l'histoire grecque nous a transmise. Depuis cette époque le mot *hermaphrodisme* désigne la réunion des deux sexes sur le même individu, et le mot *hermaphrodite* l'individu lui-même.

L'hermaphrodisme vrai, complet, n'existe que dans certaines familles de plantes et chez les animaux invertébrés du bas de l'échelle zoologique; mais, aux échelons supérieurs et dans l'espèce humaine l'hermaphrodisme complet n'existe point; les investigations physiologiques les plus minutieuses, ne l'ont jamais rencontré sur un corps humain. — Le scalpel de l'anatomiste a constaté sur un assez grand nombre de cadavres d'hermaphrodites, les anomalies et vices de conformation qui ont donné lieu à cette créance.

On a conclu de là, que les sujets réputés hermaphrodites n'en présentent positivement que les apparences. Nous signalerons, à la fin de ce chapitre, les causes naturelles de ces anomalies.

SECTION I

On admet aujourd'hui deux sortes d'hermaphrodisme, le *Pseudo-masculin* et le *Pseudo-féminin*.

§ I

HERMAPHRODISME PSEUDO-MASCULIN

Cette sorte d'hermaphrodisme présente, à première vue, un simulacre de pénis imperforé qui n'est que l'exagération du clitoris auquel les petites lèvres forment un prépuce. C'est ordinairement ce signe trompeur qui a fait enregistrer, sur l'état-civil, l'enfant de sexe féminin comme appartenant au sexe masculin.

L'exploration anatomique des parties sexuelles des hermaphrodites pseudo-masculins, ayant dépassé l'âge de la puberté, a donné les résultats suivants :—région pubienne plus ou moins proéminente, — vulve bien dessinée, — clitoris généralement plus développé qu'à l'état normal, — l'érection de cet organe, fixé à droite et à gauche par les petites lèvres, ne peut avoir lieu qu'horizontalement, avec une légère courbure portant sa tête en bas. — L'orifice du canal urinaire a quelquefois éprouvé une déviation et vient s'ouvrir près de la base du clitoris, de façon à simuler l'imperfection du membre viril, nommée *hypospadias*. — La dissection démontre clairement que cet attribut mâle n'est qu'un clitoris imperforé ayant acquis un développement extra-normal ; le canal urinaire qui s'ouvre au-dessous, est beaucoup plus large et plus court que celui de l'homme. — Les bourses ou *scrotum* ne sont qu'un prolongement et une dilatation de la peau des grandes lèvres dans laquelle on a trouvé, mais très-rarement, un ovaire égaré simulant un testicule. Si l'on pousse plus loin l'investigation anatomique, on trouve un vagin, une matrice, toujours étroite et très-petite ; des oviductes et des ovaires plus ou moins atrophiés. — Ces explorations, faites par des médecins experts, ont dévoilé l'erreur où l'on était sur ce prétendu hermaprodisme masculin.

§ II

HERMAPHRODISME PSEUDO-FÉMININ

Les enfants mâles dont les organes génitaux ont éprouvé un arrêt de développement, ou un vice de direction pendant leur vie intra-utérine, peuvent offrir les signes suivants : — un pénis très-petit, à peine visible et facile à prendre pour un clitoris, — une fausse vulve formée par la peau qui devait recevoir les testicules absents ; — une enfonçure ou cavité simulant un vagin et se terminant en cul-de-sac.— Les testicules n'ayant pu franchir l'anneau inguinal, sont restés dans le ventre. C'est généralement à la descente ultérieure et tardive des testicules dans les bourses qu'on doit rapporter ces hermaphrodites célèbres, dont les anciens écrivains et plusieurs médecins du moyen âge, se sont complu à écrire la merveilleuse histoire.

Règle générale. — Dans l'espèce humaine ce sont toujours les testicules et les ovaires qui déterminent la distinction des sexes masculin et féminin.

SECTION II

L'antiquité croyait aux hermaphrodites, comme elle croyait à tant de choses absurdes ; les documents qu'elle nous a transmis à cet égard, sont chargés de faits merveilleux et d'impossibilités. La plus profonde ignorance régnait sur les sciences naturelles, à l'exception de quelques grands philosophes tels que Théophraste, Pythagore, Aristote, Hippocrate, Pline et Lucrèce ; la politique, la stratégie et la philosophie occupaient alors les fortes intelligences. Le génie de ces âges lointains resta fixé sur la poésie et l'art plastique. Les phénomènes extraordinaires qu'on ne pouvait expliquer ; les bizarreries, les monstruosités de l'organisation humaine étaient attribués aux Dieux irrités ; les peuples, sur ce point, croupissaient dans les ténèbres de la crédulité.

Un des plus grands philosophes de l'Inde, qui fut le chef des *Mages*, Zoroastre pensait que le premier homme avait été *Androgyne*. — Aristote qui, le premier, osa soumettre à la dissection plusieurs animaux, pour s'assurer de la position des organes, n'était pas éloigné de croire à la possibilité de *l'androgynie*. — Platon eut la même pensée ; selon ce philosophe, l'être humain primordial était *Androgyne* ; c'est ce que donne à entendre l'allégorie placée à la fin du premier chapitre de cet ouvrage.

Photius, l'homme le plus érudit de son siècle, a conservé un fragment de Diodore de Sicile sur les hermaphrodites, que nous reproduisons :

« Une jeune fille d'Épidaure, nommée Callo éprouvait depuis quelque temps une douleur sourde dans les aînes tuméfiées ; elle alla consulter un chirurgien réputé habile qui, l'ayant opérée, fut très-étonné de voir que ces tumeurs étaient dues à des glandes analogues aux testicules. Il traita l'opérée pendant quinze jours : les grandes lèvres simulant une vulve, s'allongèrent assez pour y loger les deux testicules, et former plus tard un vrai *scrotum* (les bourses). — Après guérison complète, ce chirurgien demanda double récompense ; l'une pour avoir guéri la jeune fille, l'autre pour en avoir fait un homme. L'aventure se répandit dans la ville et fit du bruit ; Callo, qui était prêtresse de *Cérès*, fut citée devant le tribunal et jugée pour avoir participé aux mystères de la Déesse, dont les hommes étaient rigoureusement exclus. Mais, comme il n'y avait pas d'*Anitus* [1] parmi les juges, on ferma les yeux sur la profanation et l'hermaphrodite fut sauvé.

Quelque temps après, un fait à peu près semblable se passa dans la ville d'Abbas, en Arabie : la belle *Haraïs* avait épousé *Samiadès*,

[1] Nom du prêtre haineux qui fit condamner à mort Socrate, le plus sage des hommes.

jeune homme appartenant à l'une des plus grandes familles de la localité. A la suite d'une maladie convulsive, il se fit en elle une éruption étrange... elle devint homme sans cesser d'être femme... son époux qui l'adorait, désolé de cette métamorphose, se tua de désespoir.

Vers les commencements de la République romaine, un Latin s'était marié à une hermaphrodite ; mécontent de cette union, il alla dénoncer le fait au Sénat ; les Aruspices furent convoqués pour visiter et juger l'hermaphrodite ; comme à cette époque de barbarie, les idées philosophiques de Cicéron et de Lucrèce n'existaient pas encore, la sentence de mort fut prononcée contre la malheureuse, supposée être un monstre, puisqu'elle offrait les deux sexes.

Plus tard, au temps de Pline le Jeune, lorsque le luxe et la soif des sensualités préparaient la décadence romaine, on ne condamnait plus à mort les hermaphrodites ; bien au contraire, les grands et les riches de Rome, les achetaient pour varier leurs plaisirs ; Pline stigmatisa ce commerce infâme, qui continua, néanmoins, conjointement avec celui des Eunuques.

III

Le moyen âge, époque néfaste des bûchers et du poison, la honte de l'humanité ! époque sanglante où les peuples abrutis par une complète ignorance, exécutaient de sang-froid les atroces vengeances de ceux qui les dirigeaient ; temps odieux ! où se commirent les plus lâches attentats et les meurtres juridiques ; le moyen âge mit les hermaphrodites et les sorciers sur le même rang, et leur infligea le même châtiment, le *Bûcher !*...

En 1340, dans un village d'Italie, un paysan veuf, imbu des superstitions dont on nourrissait les peuples, contracta mariage avec une hermaphrodite âgée de 22 ans. La première nuit de ses noces, cet homme, effrayé de trouver sur le corps de la nouvelle épousée, un des signes de la virilité, s'élança précipitamment du lit et se mit à crier que le diable avait pris la place de sa femme. — Les voisins accoururent à ses cris et, derrière eux, les agents de l'autorité. Le pauvre hermaphrodite, tout tremblant, fut saisi, garrotté et conduit en prison. — Le lendemain des hommes de l'art constatèrent que le prisonnier présentait les deux sexes sur sa personne. Jugé par le tribunal inquisitorial, il fut condamné à être brûlé vif comme suppôt de Satan, et la sentence fut exécutée.

En 1361, une hermaphrodite femme, servant comme domestique, fut accusée d'avoir engrossé la fille de son patron. Visitée par des médecins, qui déclarèrent qu'elle appartenait au sexe masculin, elle fut jugée par le tribunal des inquisiteurs et, de même que le précédent hermaphrodite, condamné à être brûlée vive. — On publia partout que le diable, sous la forme humaine, avait reçu son châtiment.

Peu de temps après, la demoiselle avoua sa faute et fit connaître l'homme qui avait abusé d'elle : cet aveu tardif avait coûté la vie à l'infortunée domestique.

Mais, quittons ces temps de barbarie pour arriver à des époques plus humaines.

SECTION III

Pendant les XVIIe et XVIIIe siècles, un assez grand nombre de faux hermaphrodites furent explorés par des médecins qui ne constatèrent que des vices de conformation sexuelle. Deux cas seulement laissèrent quelque doute sur la possibilité d'engendrer sans un contact étranger. — Le XIXe siècle, plus éclairé, ne vit dans ces anomalies, que des cas *tératologiques*, c'est-à-dire *monstrueux*, dont les causes ne dépendaient nullement de la nature, mais bien de divers accidents et circonstances fâcheuses pendant la fécondation ou les premiers jours de la jeunesse. La nature qui n'est pas contrariée par des obstacles marche directement à son but, sans dévier, et ne produit jamais de monstres. — Les monstruosités qu'on lui attribue sont toujours le résultat de gêne, d'obstacles ou de diverses circonstances contrariant sa marche et portant le désordre, la confusion dans les produits de son travail. — Nous donnerons, plus loin, le résumé des causes tératologiques exposeés dans un remarquable ouvrage de l'illustre naturaliste Geoffroy-Saint-Hilaire.

§ IV

Il est aujourd'hui avéré que l'hermaphrodisme est beaucoup plus fréquent dans les climats chauds que dans le nord. Le voyageur Chardin assure qu'il naît plus d'hermaphrodites à *Surate*, en une année, qu'en un demi-siècle chez les nations septentrionales ; ils sont si communs, dans cette ville indienne, qu'on les oblige à porter des vêtements féminins et à se coiffer du turban des hommes. — Dans la Floride, dont le climat est analogue à celui du

Mogolistan, les hermaphrodites, surtout les masculins, sont aussi très-nombreux. — Dans nos climats tempérés, ces irrégularités génitales, quoique moins fréquentes, se rencontrent encore assez souvent.

§ V

Le docteur Landuzi a inséré, dans le très-utile *Dictionnaire de médecine usuelle*, un article complet sur l'hermaphrodisme, où il cite de fort curieuses observations, entre autres, celle-ci :

Inscrite sur le registre de l'état civil sous les noms de Marie-Rosine *Getlich*, cet hermaphrodite vécut sous les vètements de femme, se livrant aux occupations de son sexe supposé, jusqu'à l'âge de 33 ans, époque à laquelle une tumeur au plide l'aîne gauche, la força d'entrer à l'hospice de Dresde. Le chirurgien qui la visita, crut à une hernie inguinale et l'opéra. Ce débridement facilita la descente du testicule gauche. Deux mois après le testicule droit descendit seul, et Marie Rosine, qui avait été femme pendant trente-trois ans, devint homme au commencement de la 34e année ; elle continua néanmoins à porter les habillements de femme, jusqu'à ce que le professeur Tiedman lui attesta, par un certificat en règle, que le sexe masculin prédominait en elle.

Depuis cette époque, Marie-Rosine, sous le nom de *Getlich*, voyagea de ville en ville, pour se montrer aux médecins et aux étudiants en médecine, répondant à toutes les questions et se prêtant à toutes les expériences. — Quant aux changements survenus dans ses goûts, depuis sa métamorphose, d'après ses aveux, les passions se sont modifiées ; si Getlich continue ses rapports avec les hommes, c'est par pure habitude, car, ses penchants, aujourd'hui, le porteraient vers les femmes; mais son organe masculin étant faible et très-peu développé, le rend timide et honteux auprès du sexe féminin ; ce sont ses propres expressions. — Cette énorme tardivité de l'apparition des testicules, est un exemple très-rare, car chez les hermaphrodites de ce genre, c'est ordinairement de 18 à 20 ans que ces organes descendent dans les bourses, soit par les seuls efforts de la nature, soit à la suite d'une violente secousse, autrement ils s'atrophient et restent dans le ventre.

§ VI

On cite plusieurs hermaphrodites qui, mariés comme femmes, vécurent de longues années avec leurs époux, sans que ni l'un ni l'autre s'aperçussent de l'erreur. — Ces mariages furent tous stériles.

Un pharmacien de Paris épousa un hermaphrodite dont l'organisation était à peu près semblable à celle de Marie-Rosine ; ils vécurent pendant vingt années en de très-bons rapports, l'un et l'autre satisfaits de leur union, restée stérile. — A la mort de cette pseudo-femme, l'autopsie cadavérique fit découvrir un singulier mélange des deux sexes : — à la commissure inférieure de la fausse vulve, très-large, on remarquait une enfonçure simulant le vagin, mais n'ayant que cinq centimètres de profondeur. — Un pénis fort peu développé, à la base duquel s'ouvrait le méat urinaire. L'anneau inguinal droit était obstrué par un testicule dégénéré en matière stéarique. Le testicule gauche, de la grosseur d'une petite cerise, se trouvait hors de l'anneau dans l'épaisseur de la grande lèvre, très-bombée en cet endroit, et formait la paroi du pseudo-vagin. En un mot, cette région sexuelle présentait un arrêt de développement et une conformation bouleversée des plus étranges, qui avait plongé l'hermaphrodite, pendant sa vie, dans l'anaphrodisie la plus complète.

Une autre observation, du même genre, a

été faite sur le cadavre de Marie Préville, mariée depuis quinze ans, morte à l'Hôtel-Dieu de Paris d'une phthisie pulmonaire, en l'an IV de la République française. Cet hermaphrodite avait les membres délicats d'une jeune femme, les seins d'une jeune fille et une barbe assez prononcée. Son anomalie fut qualifiée d'hermaphrodisme *latéral*, c'est-à-dire pénis atrophié et testicule d'un côté ; vulve et vagin simulé de l'autre côté ; ce dernier n'avait pas plus de quatre centimètres de profondeur et se terminait en cul-de-sac.

§ VII

Le docteur Worbe a publié dans les bulletins de la Société de médecine le cas d'un hermaphrodite qui avait été inscrit sous les noms de Marie-Marguerite, et vécut jusqu'à l'âge de 23 ans, sans se douter qu'elle appartenait au sexe masculin. Demandée plusieurs fois en mariage elle était sur le point de se marier, lorsque ses parents, ne l'ayant jamais vue réglée, se décidèrent, par scrupule, à la faire visiter par le docteur Worbe. Celui-ci, après l'avoir examinée, dit aux parents : — « Votre fille est un homme ; donc, elle ne peut se marier comme femme. » Les parents restèrent ahuris de cette déclaration et le mariage fut jugé impossible.

Il fallut des mois entiers à Marie-Marguerite pour s'habituer à l'idée qu'elle n'était point femme, elle ne voulait pas croire à la déclaration du médecin et se désolait, car son mariage projeté lui souriait...

Marie-Marguerite présentait, à peu de différence près, les mêmes anomalies génitales des hermaphrodites masculins, précédemment cités : — Tumeurs aux aînes produites par les testicules que sa puberté tardive poussait à descendre ; replis de la peau sous-pubienne formant une vulve d'où sortait un pénis avorté, muni de son canal urinaire fonctionnant avec régularité.

Geoffroy Saint-Hilaire, dans son traité sur la formation des monstres, rapporte l'observation d'un enfant mâle, dont les parties sexuelles ressemblaient si exactement à celles du sexe féminin, qu'on l'enregistra comme fille. Ce ne fut qu'à l'âge de vingt ans qu'ayant été emprisonné pour vol, son sexe fut reconnu ; on le fit immédiatement passer dans le local affecté aux hommes.

SECTION IV

HERMAPHRODISME FÉMININ

D'après les relevés sur les anomalies génitales, dressés dans les hôpitaux et fournis par les chirurgiens et médecins des villes, l'hermaphrodisme féminin se rencontre moins fréquemment que le masculin. C'est presque toujours au développement exagéré du clitoris, à peine visible chez le nouveau-né, qu'on doit attribuer les erreurs commises sur le genre du sexe. — Nous avons été témoin oculaire d'un fait pareil, chez un enfant nouveau-né, dont le clitoris sortant de la fente vulvaire, de trois centimètres, simulait un pénis ; l'examen d'un homme de l'art était nécessaire pour déterminer le sexe, car les personnes du monde auraient très-probablement commis une erreur.

Quelquefois, mais rarement, il sort de la commissure inférieure de la vulve, un petit bourrelet de peau, qu'on a pu prendre pour l'enveloppe des testicules ; avec plus d'attention on se serait assuré que ce bourrelet était formé par la peau relâchée des grandes lèvres. — Ce signe, ajouté au développement excessif du clitoris, a trompé beaucoup de personnes, même les médecins, et a fait croire au sexe masculin.

Dans les *Ephémérides* des curieux de la nature ont été consignés trois cas d'erreur de sexe ou d'hermaphrodisme fort étranges ; les voici :

Un soldat hongrois, dont le sexe avait été reconnu et certifié masculin, à sa naissance, et sur la virilité duquel on n'avait jamais élevé aucun doute, accoucha d'une fille, dans une tente, au milieu du camp, au grand étonnement de ses compagnons d'armes.

Un Russe forcé d'épouser une jeune fille, parce que les parents de celle-ci croyaient qu'il en avait abusé, accoucha le même jour que sa femme, après cinq mois de mariage ; lui d'une fille, — elle d'un garçon ! — Devenus le sujet de la risée générale, les époux et les parents furent forcés de déserter le village.

Un troisième cas, non moins désopilant, et des plus rares est celui que présenta un moine d'Issoire, en Auvergne, en 1478, sous le règne de Louis XI. Le bedon de ce moine augmentait si visiblement chaque jour, qu'on le crut hydropique. Point n'était... car un beau matin, on le trouva guéri... le ventre avait repris son état naturel... Un enfant en était sorti... à terme et bien conformé. La parturition avait eu lieu pendant la nuit. Évidemment, ce moine appartenait à la classe des hermaphrodites féminins. — Le peu d'expérience du médecin appelé pour constater le sexe du moine, à sa naissance, avait été cause de l'erreur.

§ VIII

Il existe une espèce d'hermaphrodisme où les organes de la génération sont tellement bouleversés, cachés, augmentés ou diminués qu'il est difficile de déterminer le sexe ; il semblerait que la nature ait voulu produire des êtres neutres qui ne puissent procréer, ni comme homme, ni comme femme. Un des faits les plus remarquables en ce genre, a été offert par un hermaphrodite, nommé d'abord Dorothée Perrier, et ensuite Charles Durger.

Née à Berlin en 1800, *Dorothée Perrier* fut reconnue du sexe féminin, et inscrite comme fille sur le registre civil. Elle conserva pendant vingt années les vêtements et les habitudes de la femme. Explorée par les sommités de la science, Dorothée était désignée tantôt comme appartenant au sexe féminin et tantôt au sexe masculin. Fatiguée de ce conflit d'opinions et, aussi, dans le but d'avoir plus de liberté, Dorothée quitta les vêtements de femme pour ceux de l'homme et se fit nommer *Charles Durger*. C'est sous ce nom qu'il vécut à Bonn, de 1820 jusqu'à 1835. Le professeur Mayer qui connaissait cet hermaphrodite, écrivit plusieurs détails de sa vie, dont voici quelques lignes : « Durger aimait à se ranger du côté des hommes ; néanmoins il montrait une certaine prédilection pour les femmes, sans cependant qu'il s'y mêlât aucun désir. Son caractère était, comme ses organes sexuels, un mélange de l'homme et de la femme. » Ce cas est d'autant plus remarquable que l'autopsie cadavérique laissa les médecins présents, dans le doute sur le genre du sexe ; après de nouvelles investigations anatomiques, ils émirent l'opinion que Charles Durger offrait les attributs combinés des deux sexes. — Mais le professeur Mayer ne dit point si cet hermaphrodite aurait pu engendrer sans la participation d'autrui, ce qui était le corollaire essentiel.

§ IX

Voici, maintenant, les deux seuls cas d'hermaphrodisme supposés complets.

Le professeur Schenck affirme, dans son recueil d'observations, avoir visité et exploré minutieusement un hermaphrodite, auquel il a trouvé les deux sexes distincts et bien conformés : la vulve, le vagin communiquant à une matrice ; — le pénis et un testicule situés au bas de la vulve. Il croit que si cet être phénoménal était arrivé à l'âge viril, il aurait certainement pu se féconder lui-meme ; — mais cette créance est loin de valoir une certitude

Le deuxième cas d'hermaphrodisme latéral, admis comme complet, fut offert par le nommé Dupin, mort en 1754, à l'Hôtel-Dieu de Paris, dans la salle des hommes. — Le cadavre de Dupin, porté à la salle de dissection, excita la surprise des médecins et des élèves : — Seins volumineux et couronnés d'un mamelon de la grosseur d'une fraise ; — deux grandes lèvres formant une vulve bien dessinée ; — un pénis de huit centimètres de longueur ; un scrotum logeant un testicule. — Un vagin, une matrice et un ovaire au côté opposé à celui où se trouvait le testicule. — L'autopsie fut faite par le chirurgien Vauclerc, qui disséqua soigneusement toutes les pièces de l'appareil génital, qu'il trouva aussi bien conformées à l'intérieur qu'à l'extérieur. En face de cet hermaphrodisme complet, les médecins et chirurgiens qui assistaient à l'autopsie cadavérique, conclurent, à tort, que Dupin aurait pu se féconder sans la participation d'un autre individu. — La pièce, soigneusement disséquée et enduite d'un vernis, fut déposée à l'Académie royale de chirurgie de Paris.

L'anatomie et la physiologie du siècle dernier étaient loin du degré qu'elles ont atteint de nos jours. On relatait les phénomènes sans pouvoir les expliquer, et l'on y voyait souvent du merveilleux. — Aujourd'hui la science expérimentale a surpris la nature dans son travail et donne l'explication exacte des causes productrices de ces anomalies. On ne croit plus aux hermaphrodites pouvant se féconder eux-mêmes.

§ X

Dans le savant *Traité de Physiologie* du professeur Beclard, on lit l'observation suivante :

Un des faits d'hermaphrodisme le plus complet, en apparence, est celui qu'on a observé à Lisbonne, en 1807. L'individu avait alors vingt-huit ans, la taille svelte, le teint brun, la barbe d'un sujet pubescent et la voix d'une femme. Cet individu présentait un pénis assez fort et des testicules, ou, du moins, des tumeurs dans les bourses. — Une vulve bien fendue et des petites lèvres très-bien conformées ; — des règles périodiques régulières. — La grossesse eut lieu deux fois, mais elle se termina par deux fausses couches à 3 et à 5 mois. — Durant la copulation le pénis se dressait en forme d'arc-boutant. Cet hermaphrodite, qui n'avait aucun penchant pour les femmes, appartenait évidemment au sexe féminin. — Les prétendus testicules n'étaient que des ovaires anormalement situes, au dehors, dans l'épaisseur de la partie inférieure des grandes lèvres. — L'attribut mâle n'était qu'un énorme clitoris, offrant un simulacre de prépuce ; le canal de l'urètre venait s'ouvrir à la partie supérieure du vagin, par un méat urinaire exactement situé et conformé comme celui de la femme.

Nous terminons cet exposé des anomalies génitales, par l'observation d'une monstruosité aussi rare qu'étrange, qui a induit en erreur une foule de curieux, parmi lesquels se trouvaient des magistrats et des médecins.

§ XI

Vers la fin du siècle dernier, *Marguerite Malaure*, atteinte d'un vice de conformation des parties sexuelles externes, se disait hermaphrodite et ajoutait qu'elle avait été forcée de quitter les vêtements de femme pour prendre ceux de l'homme, par un jugement, en règle, de la cour de Toulouse. Plusieurs médecins de cette ville crurent aux affirmations de Marguerite, d'autres doutèrent. La conformation génitale de cette femme pouvait effectivement rendre le sexe douteux. — Elle offrait une large vulve entr'ouverte à sa commissure inférieure ; les grandes et petites lèvres très-bien dessinées; un vagin sans fond que la sonde avait exploré; — des seins assez développés, au milieu desquels se dressait un gros mamelon; c'étaient bien les organes du sexe féminin; mais un énorme clitoris saillait de la commissure vulvaire supérieure, et faisait croire à un membre viril.

Marguerite Malaure vint à Paris pour tirer profit de sa difformité. On parla beaucoup de cette hermaphrodite qui attirait grand nombre de curieux; déjà, depuis quelque temps, elle faisait trafic de se montrer, lorsqu'un jour on la conduisit à l'Hôtel-Dieu. Le chirurgien *Saviard*, après une courte exploration, déclara que ce prétendu hermaphrodisme n'était tout simplement qu'un clitoris démesuré et une descente congéniale de matrice.

En effet, il se mit à l'œuvre pour en donner la preuve, et après quelques instants de *taxis* (manœuvres chirurgicales), il réduisit la descente de matrice; l'hermaphrodisme disparut aussitôt, à la grande surprise des assistants et au désappointement de l'hermaphrodite. Cette fourberie reconnue, Marguerite Malaure s'esquiva de Paris et l'on n'entendit plus parler d'elle.

SECTION V

Aujourd'hui, les immenses progrès des sciences anatomique et physiologique ont porté la lumière sur les points les plus obscurs de l'organisation humaine; les faits extraordinaires, considérés autrefois comme surnaturels, sont ramenés par la connaissance des causes à leur état naturel.

Les anatomistes et zoologistes de notre époque ont rigoureusement constaté que l'hermaphrodisme vrai ne se rencontrait que dans le règne végétal et chez les êtres placés aux degrés inférieurs de l'échelle animale, qu'il n'existait point dans l'espèce humaine, ni chez les animaux vertébrés. Les philosophes de l'antiquité, à qui nous devons de très-bonnes choses, donnant l'essor à leur imagination, ont pu croire à l'hermaphrodisme parfait; mais les savants modernes, plus positifs, laissent de côté les fables, pour se lancer à la recherche des vérités et ne croient qu'à l'évidence. Or, si l'hermaphrodisme parfait, absolu n'existe pas dans notre espèce, à quelles causes attribuer le pseudo-hermaphrodisme ? — En voici quelques-unes :

Les principales causes de ces anomalies génitales, nous l'avons déjà fait observer au commencement de ce chapitre, se trouvent dans l'arrêt de développement et la perversion des organes sexuels du fœtus, pendant sa vie intra-utérine. Ainsi, lorsque les organes mâles, arrêtés dans leur évolution normale, restent à l'état embryonnaire; — quand les testicules font défaut extérieurement, et la peau qui devait former les bourses pour les loger, simule une espèce de vulve à côté ou au-dessous d'un pénis exigu, on est convenu de nommer *hermaphrodisme féminin*, cet état d'imperfection des organes de la génération. — Lorsque l'anomalie génitale a lieu par l'exagération notable du clitoris simulant le membre viril, et par le prolongement inférieur des grandes lèvres qui se présentent sous forme de bourse testiculaire; quand l'orifice du conduit vaginal est obstrué, ou qu'on suppose l'absence du vagin; lorsqu'enfin, — les divers signes propres au sexe féminin sont très-obscurs et qu'il y a doute, cette espèce d'hermaphrodisme a été, à tort ou à raison, appelé *hermaphrodisme masculin*. — Il semblerait que, d'après l'énumération des divers signes propres à chaque espèce d'hermaphrodisme, les accoucheurs et accoucheuses, chargés de distinguer le sexe, avant l'inscription sur le registre civil, ne devraient point s'y méprendre; il faut, pourtant, qu'il y ait des cas où cette distinction soit plus difficile à faire qu'on le croit généralement, puisqu'elle est sujette à erreur.

Une de nos illustrations scientifiques, Geoffroy-Saint-Hilaire, dans son ouvrage sur la *tératologie* (ou formation des monstres), a prouvé, d'une façon décisive, que les altérations, perversions et vices de forme étaient le résultat de perturbations survenues après la fécondation. Ce savant naturaliste, en provoquant divers accidents pendant l'incubation artificielle des œufs, chez les oiseaux, est parvenu à produire des monstres dans les formes et la couleur ; ses expériences,répétées par d'autres naturalistes et toujours suivies de succès, ont renversé, de fond en comble, la théorie surannée de la préexistence des germes. Geoffroy-Saint-Hilaire a démontré, par ses statistiques, fruit de laborieuses recherches, qu'il naissait moins de monstres ou d'individus contrefaits, dans les classes aisées de la société que dans les classes pauvres, où les femmes enceintes sont forcées de continuer leurs pénibles travaux, pour gagner leur subsistance; où elles sont très-souvent en butte aux brutalités de leurs grossiers maris; — il a aussi constaté la fréquence des grossesses monstrueuses dans les unions illégitimes. Les craintes, les inquiétudes, les chagrins, les tourments de tous genres qui accompagnent ces grossesses, suffiraient pour expliquer ce fait. D'autres causes viennent encore s'ajouter à celles dont nous venons de parler, telles que les habitations malsaines privées de lumière; la malpropreté qui vicie l'air déjà peu oxygéné, qui engendre des miasmes, débilite la constitution et prépare des maladies transmissibles aux enfants à naître. — Les compressions dangereuses d'un corset inextensible [1] pour dissimuler la grossesse et, qui pis est, les tentatives d'avortement, etc. Toutes ces causes sont plus que suffisantes pour troubler, pervertir le travail de la nature dans la formation de l'embryon, arrêter le développement de certaines parties et développer outre mesure certaines autres. Ce sont toujours les accidents survenus pendant la grossesse, et non la nature, qui produisent les imperfections physiques, les monstruosités !...

ÉPILOGUE

La science a donc constaté, d'une manière précise, que les déformations du corps humain, ses vices de conformation et les monstruosités, se produisent dans l'utérus de la mère, pendant les grossesses contrariées ou troublées par divers accidents physiques et moraux. —

[1] Lire la brochure intitulée : *Hygiène de la poitrine, des mains et des pieds,* à l'usage des mères et des jeunes demoiselles.

Qu'on ne l'ignore point, si la mort ne fauchait, par milliers, ces tristes avortons de l'espèce, on en rencontrerait à chaque pas, dans les villes où ils naissent en plus grand nombre que dans les campagnes. C'est douloureux à révéler...

Depuis plus d'un demi-siècle, on remarque, chez nous, une décadence continue, qui n'annonce rien de rassurant pour l'avenir de cette vaillante nation française, naguère si grande et si respectée... Les dernières statistiques sur le nombre des unions illégitimes et des concubinages sont désolantes; le chiffre de la mortalité des enfants qui en proviennent, vous effraie!... plus des trois quarts n'atteignent pas l'âge de deux ans... — Les avortements criminels pour cacher une faute, ou pour n'avoir point une bouche de plus à nourrir, se pratiquent chaque jour. — Parmi les enfants de la classe nécessiteuse, beaucoup naissent débiles, contrefaits portant, sur leur individu, le signe de la misère ou de la mauvaise conduite de leurs parents. — De plus, hélas! le célibat, que les peuples anciens flétrissaient, se multiplie, en France, à inspirer des inquiétudes. — Le résultat naturel de cet état de choses, est, d'une part, la diminution notable de la population, et d'autre part l'abâtardissement de la race.

Quant au côté moral de la nation, il est peut-être encore plus affligeant : — l'ardente soif de l'or, du luxe, du bien vivre, et des places largement rétribuées, a perverti les consciences, détruit la bonne foi et développé un profond égoïsme. Mais, ce n'est ni le lieu, ni la place de dévoiler les hontes et les turpitudes qui hâtent l'époque de notre décadence. Nous nous taisons... et laissons cette tâche à d'autres plus compétents.

FIN

TABLE DES MATIÈRES

CONTENUES DANS CE VOLUME

Aphrodisie et Anaphrodisie; étymologie de ces deux mots 1

CHAPITRE PREMIER

L'AMOUR, selon les philosophes et poètes de l'antiquité et des temps modernes 3
L'Amour selon les Physiologistes, selon les âges et les tempéraments 4
Cause déterminante de l'amour. 12
Effets physique et moral de l'amour 13
Amour *heureux* et *malheureux* 16
ALLÉGORIE SUR L'AMOUR, attribuée à Platon . . . 17
L'amour sous une autre face 19
Symbole des amours 21

CHAPITRE II

LA FEMME, sa puissance 23
Constitution physique de la femme 25
Égards qu'elle exige 28

Constitution morale, ou organisation cérébrale de la femme 29
De ses facultés *réflectives* et effectives 31
Anecdotes à ce sujet 33
Des sentiments chez la femme 35

CHAPITRE III

Instinct génital 40
Le Cervelet 42
Aphrodisie féminine 45
Tempéraments, âge, climat, etc 47

CHAPITRE IV

APHRODISIE NORMALE chez les deux sexes. **Érotisme.** 50
L'*aphrodisie* considérée comme le résultat d'une fonction organique 53
Dissertation sur les humeurs *récrémentitielles* et *excrémentitielles ;* — et sur la *résorption* . . . 58

CHAPITRE V

APHRODISIE MORBIDE, au 3e degré 63
Érotisme. — Anecdote 65

CHAPITRE VI

Mariage. — Célibat 71
Bienfaits du mariage. — Inconvénients du **célibat.** 71
Digression sur les plaisirs mondains, le luxe, les modes et la décadence des mœurs 75

CHAPITRE VII

RÉSUMÉ sur le physique et le moral de la femme. 78
Aphrodisie chez la femme 80
Bornes assignées, par la nature, à l'aphrodisie . 83
Du plaisir aphrodisique chez la femme 84
Jugement du devin *Tyrésias* à ce sujet 85
Éclaircissement sur ce jugement 85
Réflexions d'une femme sensée concernant l'ignorance des maris, en matière de *physiologie féminine* 87

CHAPITRE VIII

DES TEMPÉRAMENTS 93
Tempérament *sanguin* 94
Conseils aux femmes mariées 95
Tempérament *bilieux*. 97
Conseils. 98
Tempérament *lymphatique* 99
Tempérament *nerveux* 100
Conseils s'adressant au mari 102
Conseils s'adressant à l'épouse 104
Conseils généraux 106
Moyens faciles de s'attacher sa femme et de s'en faire aimer 108
Autres moyens s'adressant aux femmes 113
Danger des unions contractées au début de la première jeunesse ; fait à l'appui 119
Singulière opinion d'un philosophe, cité sur la conduite interne de la femme mariée 121

CHAPITRE IX

ANAPHRODISIE ou froideur en amour 123
Ses causes et moyens curatifs 124
Division de l'anaphrodisie 128
Régime et conduite à lui opposer. 129
L'anaphrodisie suite du grand âge est irrémédiable 130

CHAPITRE X

DES APHRODISIAQUES 132
Leurs noms et leur emploi chez les anciens . . . 133
Nombreuses victimes des aphrodisiaques 135
Énumération des aphrodisiaques reconnus par la science moderne. 137
Les cantharides. 139
Analyse chimique et danger souvent mortel, qu'offrent les préparations cantharidées, — prises à l'intérieur. 140
Le Phosphore est un poison corrosif 142
Ambre gris. — Truffes, — champignons 145
Empoisonnement par les champignons ; premiers secours à donner 148

CHAPITRE XI

LA VÉRITÉ sur les aphrodisiaques et les anaphrodisiaques 150
Lotions et onctions stimulantes. 152
Anaphrodisiaques.. 153
Liste des anaphrodisiaques usités. 155

CHAPITRE XII

DES RAPPORTS INTIMES entre les époux. 157
Différence qui existe entre l'homme et la femme relativement au désir sexuel et à son accomplissement 157

CHAPITRE XIII

SUITE DES RAPPORTS INTIMES 163
Sobriété recommandée dans ces rapports dont les excès sont pernicieux. 165
Observation curieuse sur l'abus de ces rapports, et propre à inspirer la crainte aux individus à tempérament érotique. 167

CHAPITRE XIV

PETIT CODE HYGIÉNIQUE concernant le rapprochement des sexes 171
Utilité des plaisirs de l'amour selon l'âge, les tempéraments, les saisons. 172
Cas nuisibles et maladies qu'ils engendrent. . . . 175

CHAPITRE XV

DE LA PROPRETÉ DU CORPS, *en général,* et des organes génitaux en *particulier* 179
La peau, soins hygiéniques 180
Organes extérieurs de l'homme. 183
— de la femme. — Soins qu'ils

exigent. 187
Anecdote concernant les femmes oublieuses de ce soin 189
Danger des objets *contaminés*. — Observation du Dr Colmet à ce sujet. 194
Trois autres faits à l'appui de cette observation. 196

CHAPITRE XVI

DES BAINS GÉNÉRAUX ET LOCAUX. 200
Propriété de l'eau selon les degrés de **calorique** naturels ou ajoutés 203
Bains de propreté. 203
Simple méthode pour en retirer tous les avantages. 206
Bains composés. 207
Manuluves et pédiluves. 210

CHAPITRE XVII

Le Tact et le **toucher**. — Définition. 211
Ses altérations. — Supplée à la vue chez l'aveugle. — **Hygiène** 215
Sens génital. — **Considérations sur ce sens**. . . . 216
Se confond avec **le tact et le toucher**. 217
Hygiène. 219

CHAPITRE XVIII

De l'**INSTINCT GÉNITAL** chez les peuples **de l'antiquité**. 220

Culte de Vénus chez les Grecs 221
— chez les Romains 223
Les orgies érotiques du moyen âge 224

CHAPITRE XIX

HERMAPRODISME. — HERMAPHRODITES. — Etymologie et définition de ces mots 227
Hermaphrodisme pseudo-masculin 229
— pseudo-féminin. 231
Hermaphrodites chez les anciens. 233
— au moyen âge. 235
— très-nombreux dans l'Inde et la Floride 237
Description anatomique et physiologique de plusieurs hermaphrodites remarquables 238
Hermaphrodisme féminin plus rare que le masculin. — Exemples 243
L'Hermaphrodisme complet n'existe point dans notre espèce. 251
Cause des *anomalies génitales* agissant pendant lagestation 253
ÉPILOGUE. 254

FIN DE LA TABLE

Imprimerie DESTENAY, Saint-Amand (Cher.)

www.ingramcontent.com/pod-product-compliance
Ingram Content Group UK Ltd.
Pitfield, Milton Keynes, MK11 3LW, UK
UKHW020545180726
13838UKWH00001B/45